Schenke anderen MUT!!!

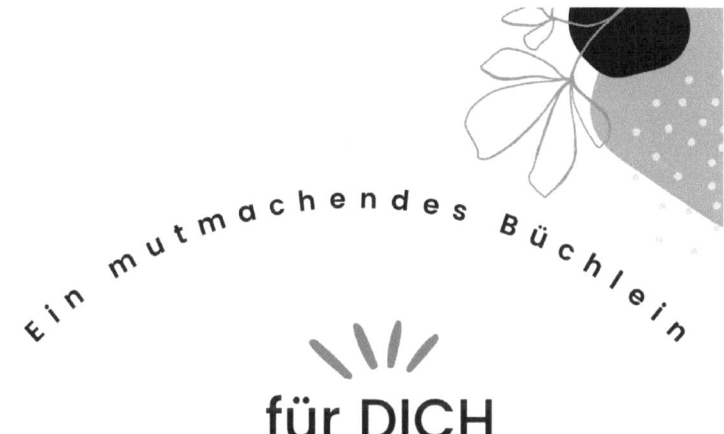

Ein mutmachendes Büchlein

für DICH

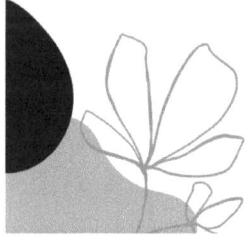

Caroline Régnard-Mayer

MS - Gedankenspiele V

Alltagsgeplänkel, Allüren und
Aufmunterungen

Books on Demand

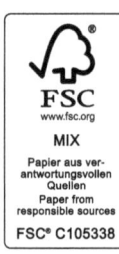

Bibliografische Information der Deutschen
Nationalbibliothek: Die Deutsche
Nationalbibliothek verzeichnet diese Publikation
in der Deutschen Nationalbibliografie;
detaillierte bibliografische Daten sind im
Internet über http://dnb.d-nb.de abrufbar.

Satz und Layout: Caroline Régnard-Mayer
Coverfoto: sarah-hongerloot
-kSaa9DBLQtY-unsplash
Fotos: unplush.com und pixabay.com
Herstellung und Verlag:
BoD - Books on Demand,
Norderstedt
ISBN: 9783 755752424

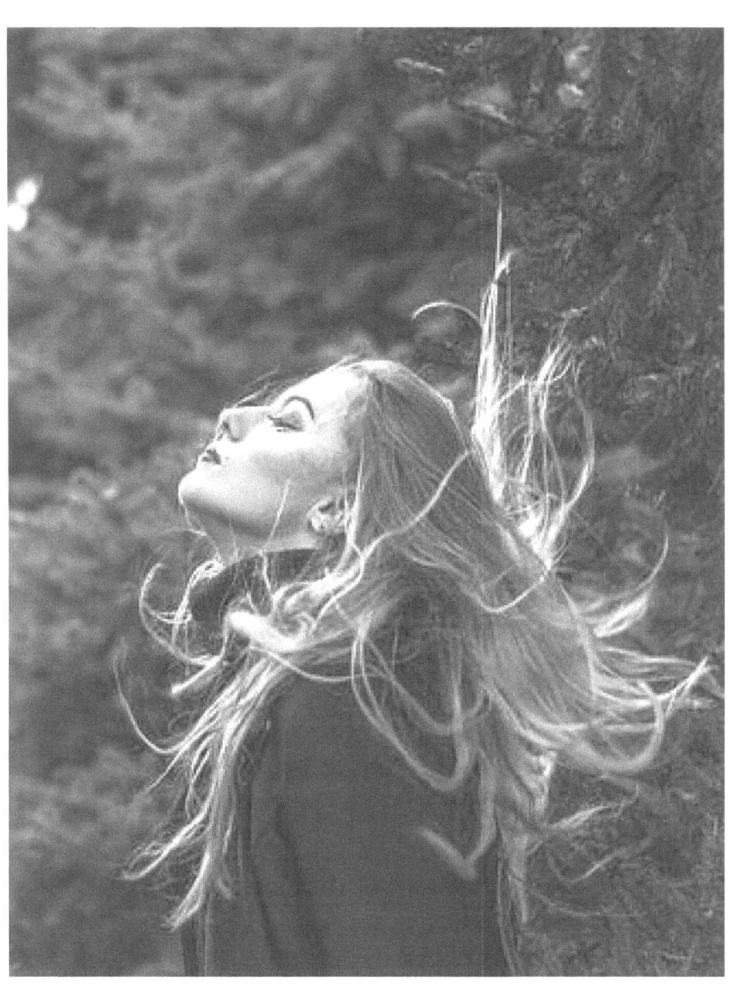

Gedankenspiele für jeden
Menschen

November 2021

Nichts ist wie vorher und doch genauso wie vorher … Geplänkel und Allüren im Alltag!

Gedanken zu Papier bringen, schreiben um zu verarbeiten, Gedanken teilen, erwartungsvoll. Wer liest meine oder deine Zeilen? Vielleicht du meine, denn du hast mein Büchlein gekauft … blättere darin, finde dich, spiele deine eigene Gedanken weiter, sortiere und nehme den Stift… schreibe deine eigene Gedanken auf… spiele mit deinen Gedanken!
Nichts ist wahr von meinen Gedanken… oder doch? Dennoch schwebt Hoffnung und der Alltag zwischen den Zeilen. Finde selbst heraus, was du mit meinen Worten anfangen kannst. Lass dich auf das Spiel ein.

Es sind die Begegnungen mit Menschen… sie formen mich, dich. Sie verletzen und umarmen uns. Die Balance zu finden… sich schützen… sich fallen zu lassen… zu lieben.
Es ist ein Gedankenspiel.
Die Gedanken verändern uns.
Alles ist möglich.
Mut und Aufmunterung.
Einfach Geplänkel und Allüren … vielleicht.

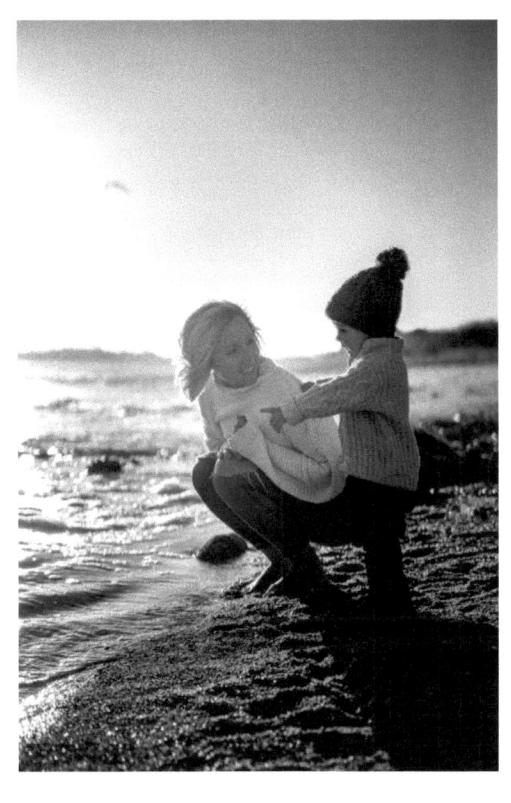

Am Ende wird alles gut.
Und wenn nicht alles gut wird,
    ist es noch nicht das Ende.

Oscar Wilde

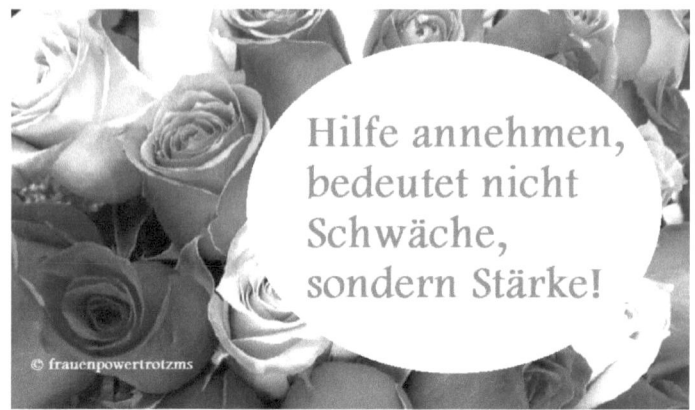

Hilfe annehmen, bedeutet nicht
Schwäche, sondern Stäke!

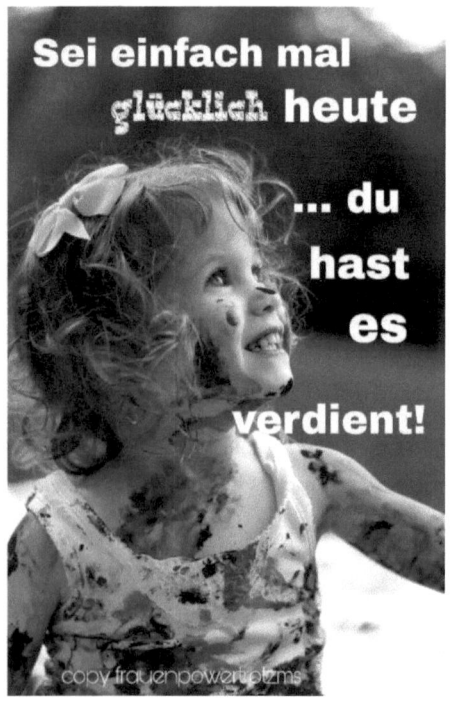

Multiple Sklerose

... eine Krankheit mit 1000 Gesichtern

... und vielen unterschiedlichen Symptomen

... eine mit starken Kämpfern!!!

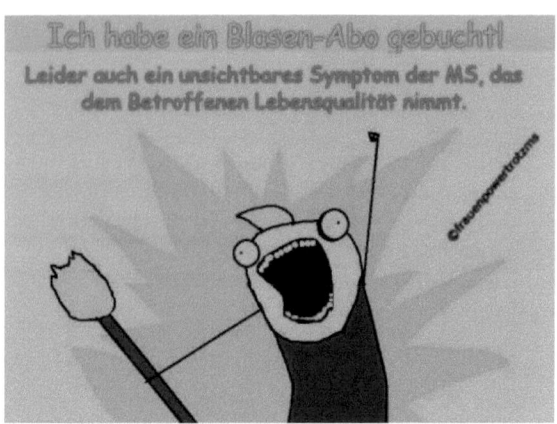

Ich habe ein Blasen-Abo gebucht!

Leider auch ein unsichtbares Symptom der MS, das den Betroffenen Lebensqualität nimmt.

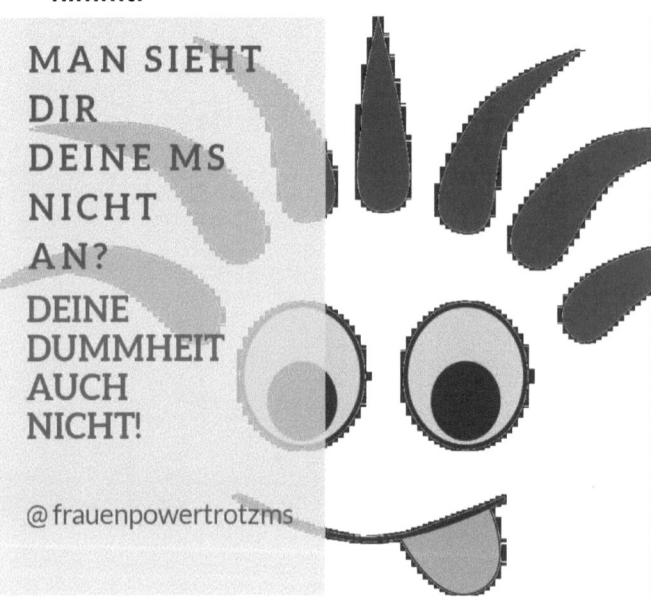

MAN SIEHT DIR DEINE MS NICHT AN? DEINE DUMMHEIT AUCH NICHT!

@frauenpowertrotzms

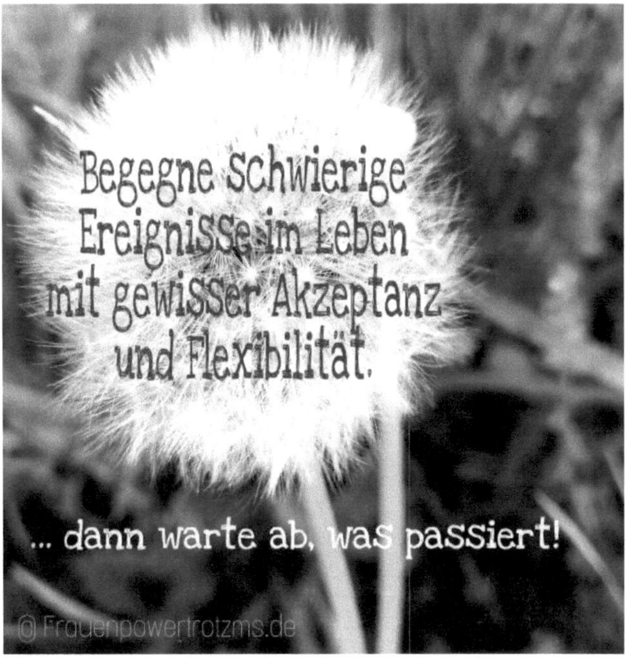

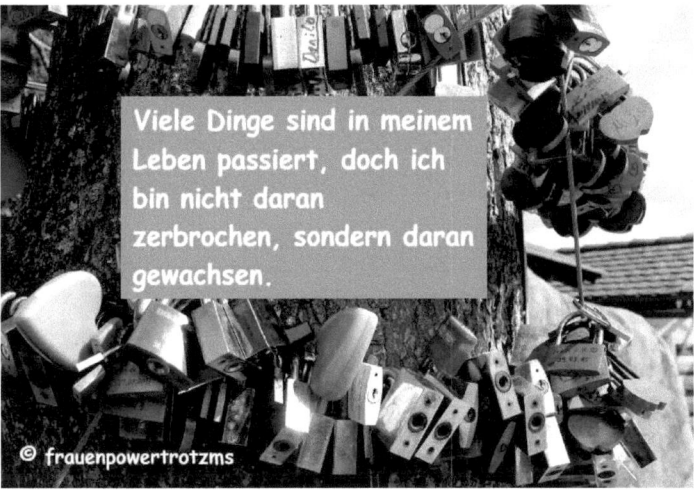

Begegne schwierige Ereignisse im Leben mit gewisser Akzeptanz und Flexibilität.

Liebe **MS**
leider kann ich dich in der
Hölle nicht besuchen, da
ich unter Herrn **Uhthoff**
schon genug leide.
Ich wurde höllenuntauglich
geschrieben 😉

Pech für dich 😜 Glück muss
der Mensch auch mal haben.

Unsichtbare Symptome
bei Multiple Sklerose

Sprachlos,
antriebslos,müde,
erschöpft,der
Körper schmerzt ...

... so fühlt sich
die MS oft an!

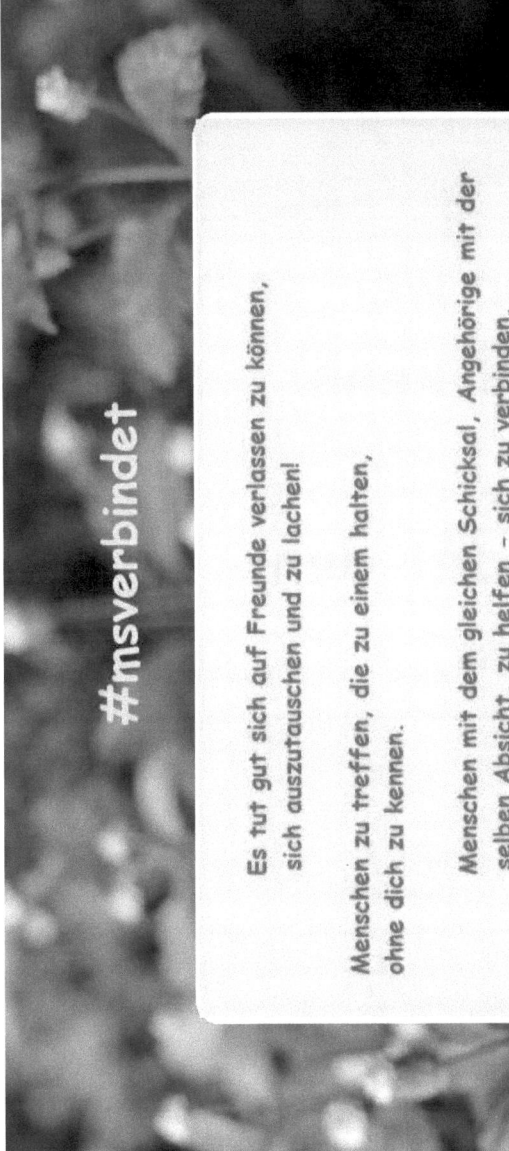

#msverbindet

Es tut gut sich auf Freunde verlassen zu können,
sich auszutauschen und zu lachen!

Menschen zu treffen, die zu einem halten,
ohne dich zu kennen.

Menschen mit dem gleichen Schicksal, Angehörige mit der
selben Absicht, zu helfen – sich zu verbinden.

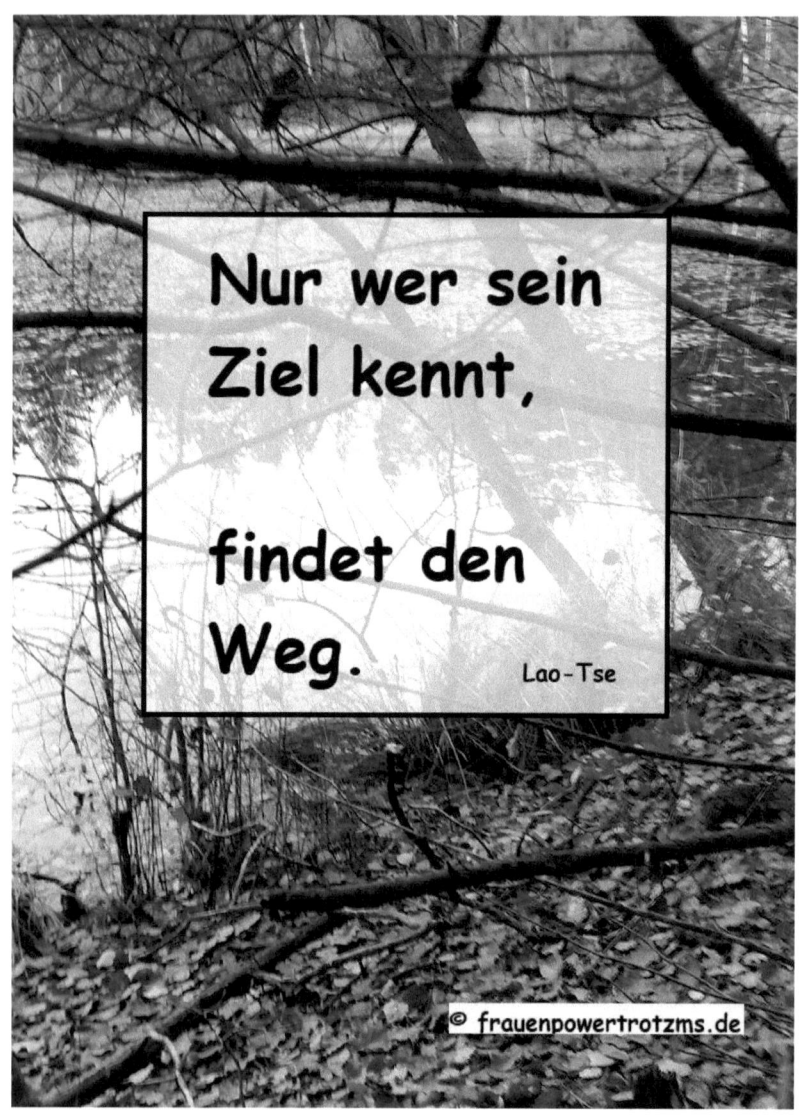

Nur wer sein Ziel kennt,

findet den Weg.

Lao-Tse

© frauenpowertrotzms.de

14

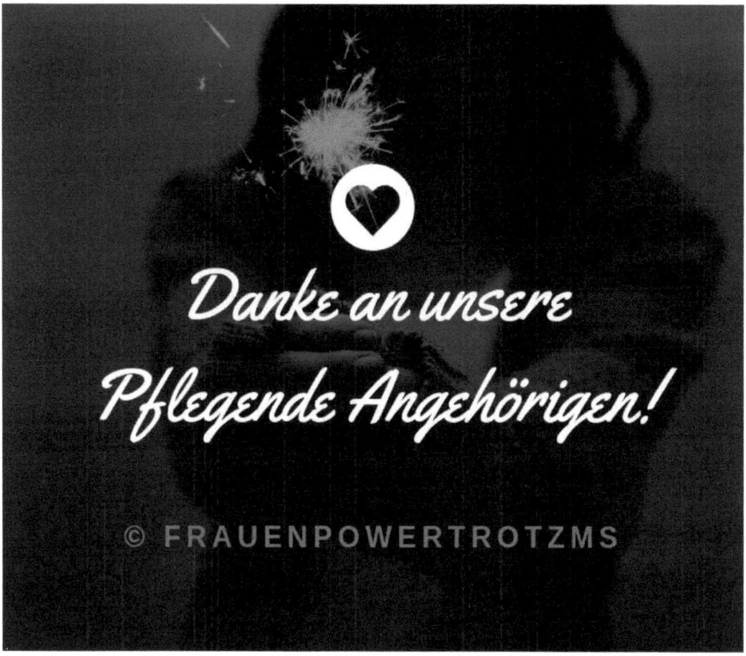

Danke an unsere
Pflegende Angehörigen!

MANCHMAL
BRAUCHST DU
KEINEN PLAN ...

... EINFACH MAL
LOSLASSEN UND
SICH TREIBEN
LASSEN!

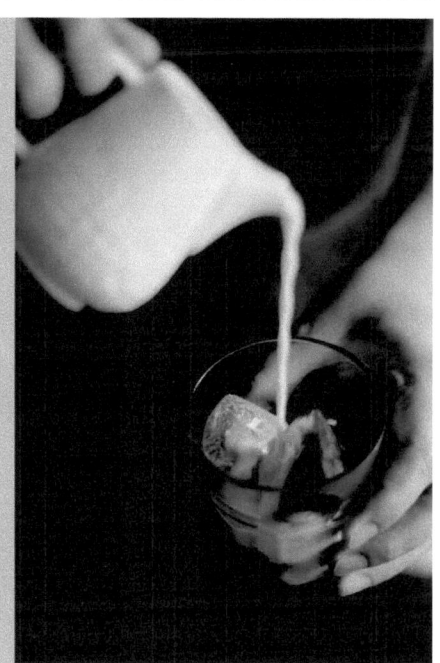

Manchmal brauchst du keinen Plan,

... einfach mal loslassen und sich treiben lassen!

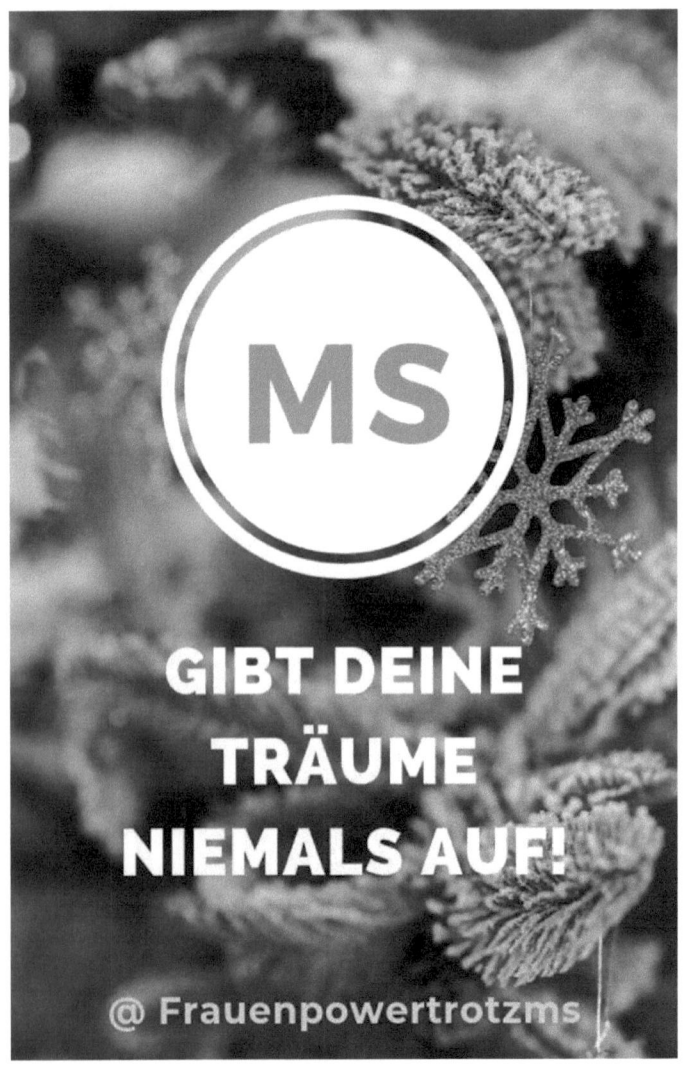

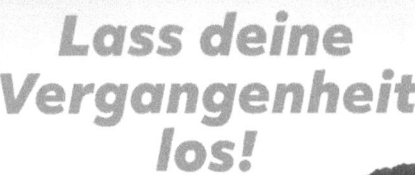

Lass deine Vergangenheit los!

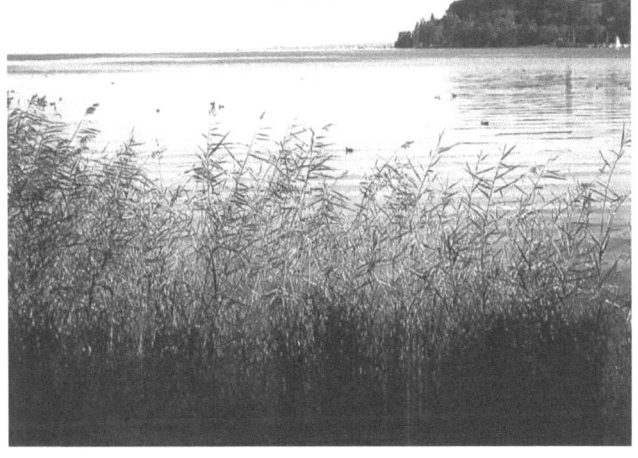

ICH BIN SO MÜDE UND KRANK... VOM KRANK SEIN UND DEN ERKLÄRUNGEN DARÜBER ABZUGEBEN!

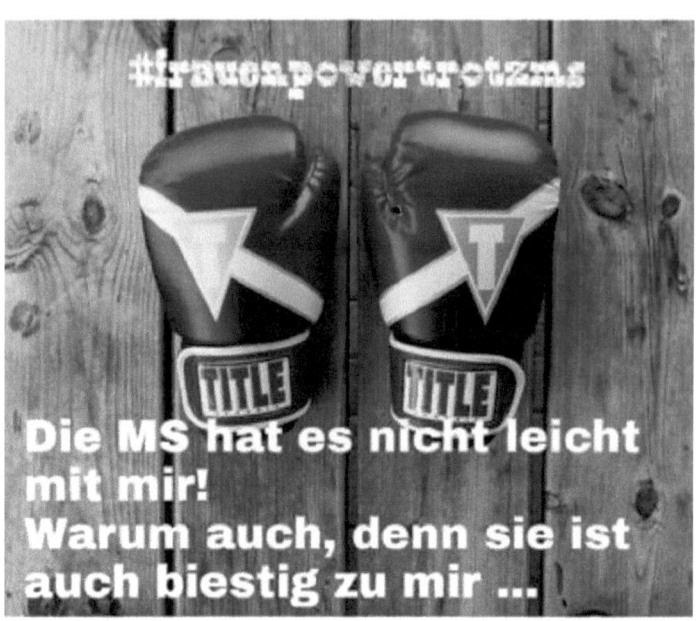

Die MS hat es nicht leicht mit mir!
Warum auch, denn sie ist auch biestig zu mir ...

Träume nicht dein Leben,
sondern lebe dein Leben.

Träume nicht dein Leben,
sondern lebe dein Leben.

Sei mutig und wage etwas,
statt auf der Stelle zu treten.

Kämpfe, wo es sich lohnt,
aber verpasse nicht das Leben.

Du bist es wert - jeden Tag!

© frauenpowertrotzms

Sei mutig und wage etwas,
statt auf der Stelle zu treten.

Kämpfe, wo es sich lohnt,
aber verpasse nicht das Leben.

Du bist es wert – jeden Tag!

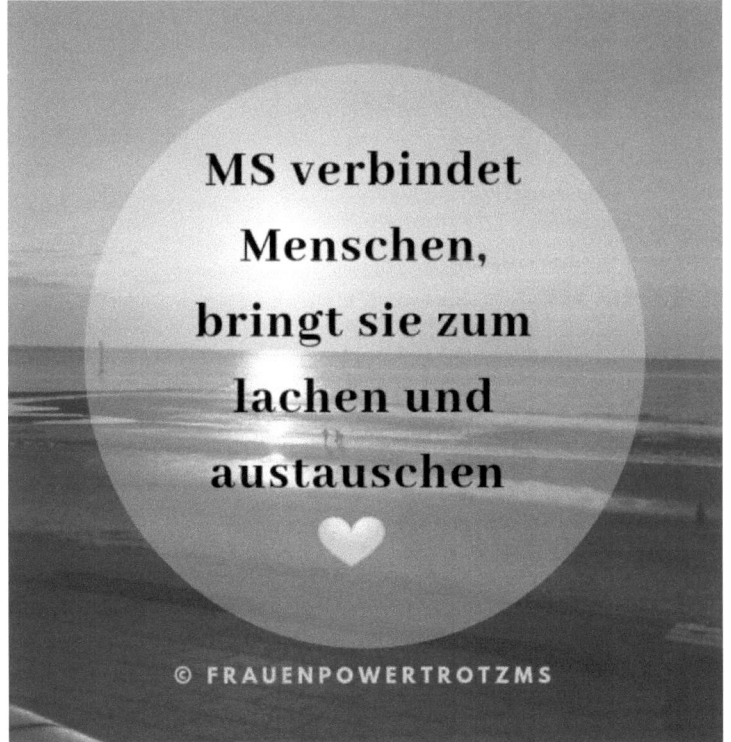

MS verbindet
Menschen,
bringt sie zum
lachen und
austauschen

© FRAUENPOWERTROTZMS

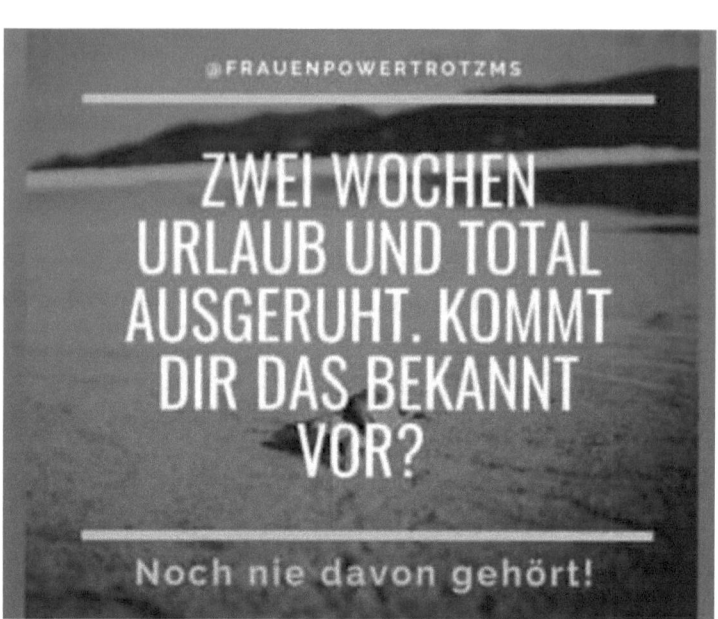

@FRAUENPOWERTROTZMS

ZWEI WOCHEN URLAUB UND TOTAL AUSGERUHT. KOMMT DIR DAS BEKANNT VOR?

Noch nie davon gehört!

Liebe MS,

möchtest du nicht mal wieder Urlaub machen?

Ich bin dafür, dass du deine Koffer packst und auf Weltreise gehst!

Bleibe so lange, du möchtest.
Ich gönne es dir ;-) ©frauenpowertrotzms.de

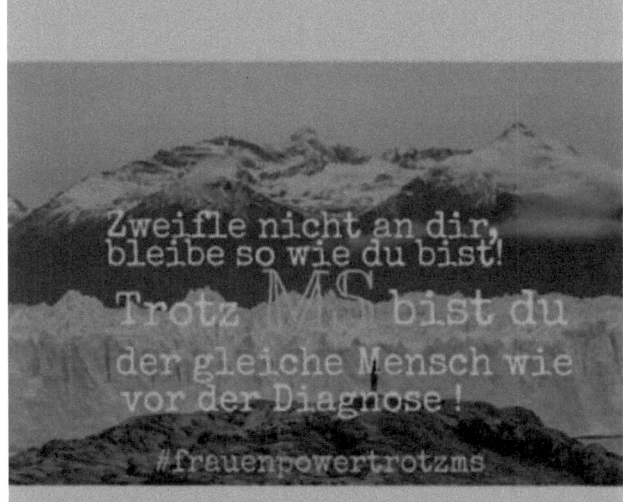

Zweifle nicht an dir, bleibe so wie du bist!
Trotz MS bist du der gleiche Mensch wie vor der Diagnose!

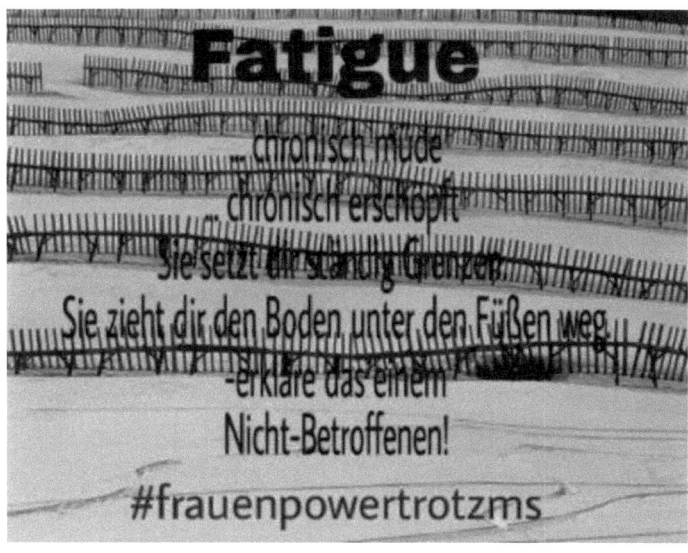

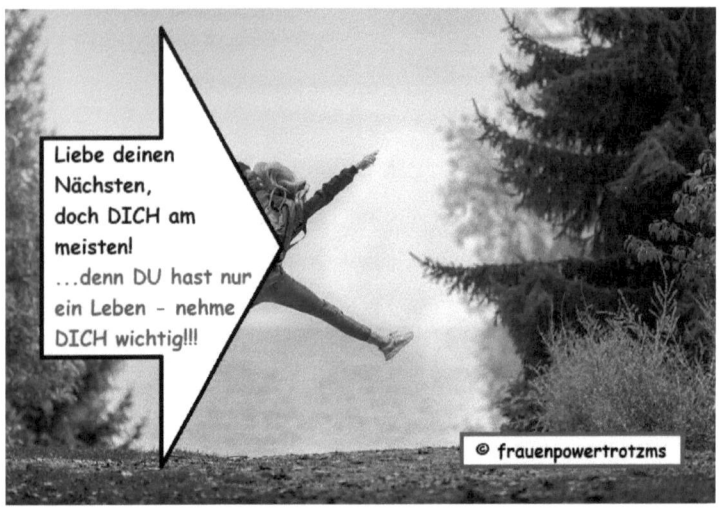

Liebe deinen Nächsten, doch dich am meisten!

... denn DU hast nur ein Leben – nehme DICH wichtig!

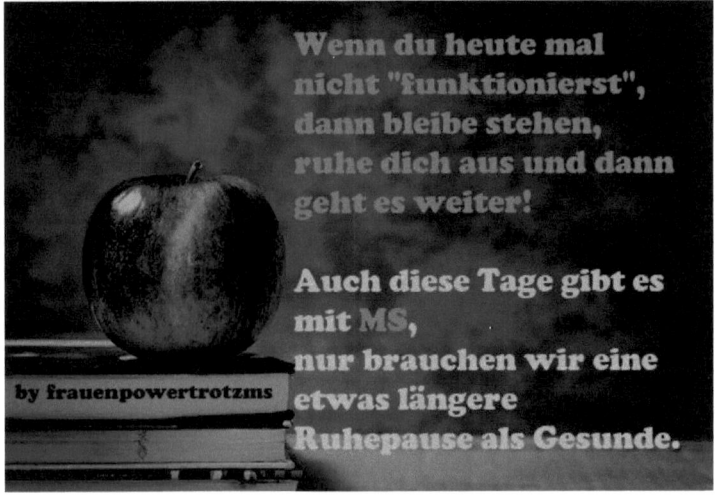

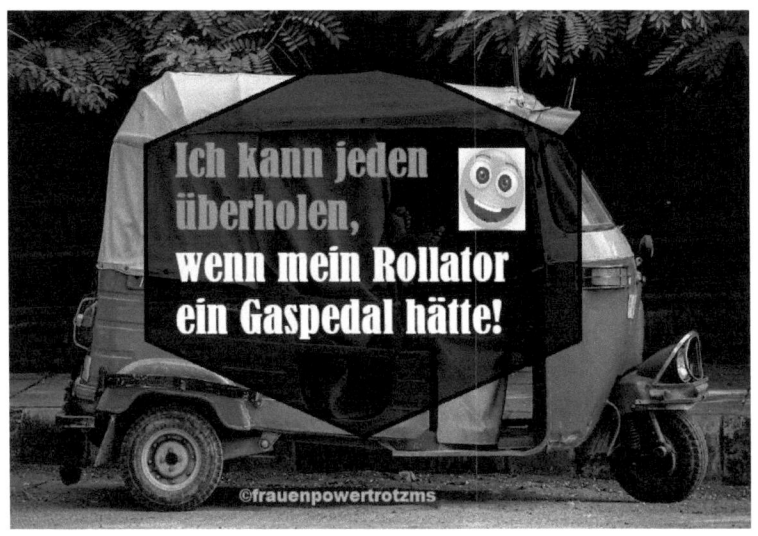

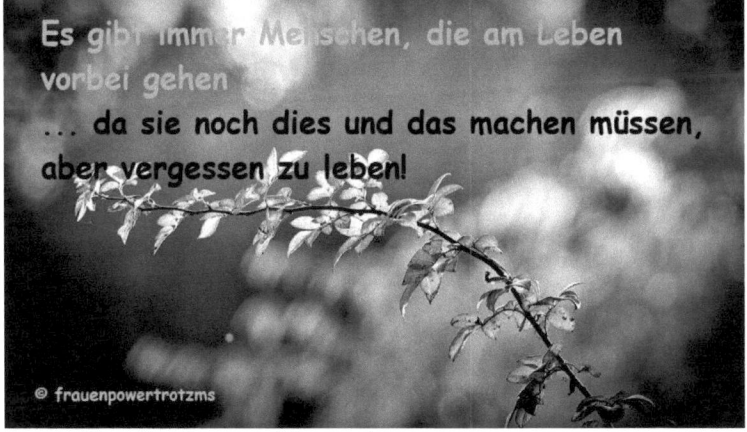

Es gibt immer Menschen, die am Leben
vorbei gehen, da sie noch dies und das
machen müssen, aber vergessen zu
leben!

23

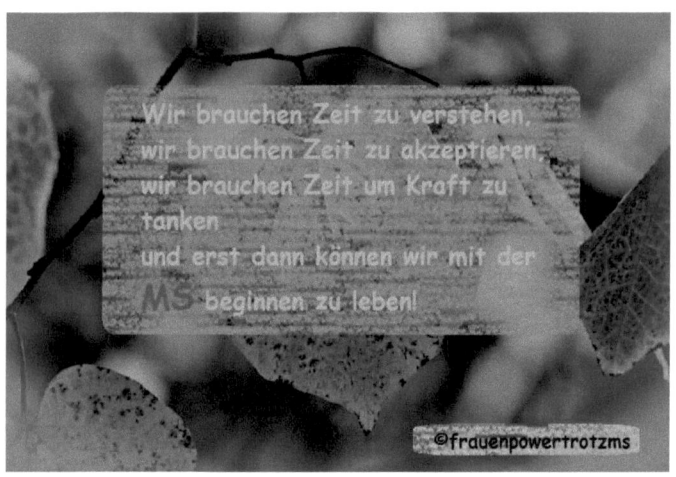

Wir brauchen **Zeit** zu verstehen,
wir brauchen **Zeit** zu akzeptieren,
wir brauchen **Zeit** um Kraft zu tanken
und erst dann können wir mit der **MS**
beginnen zu leben!

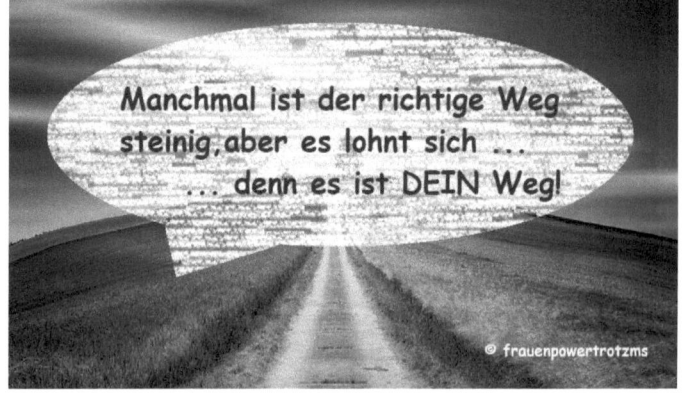

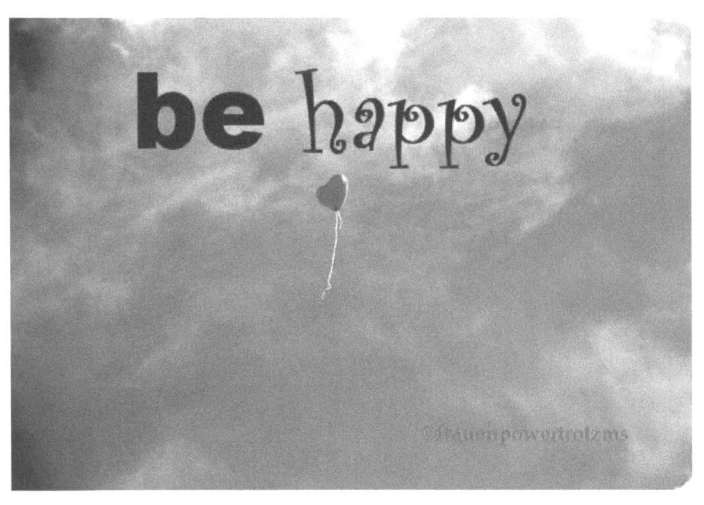

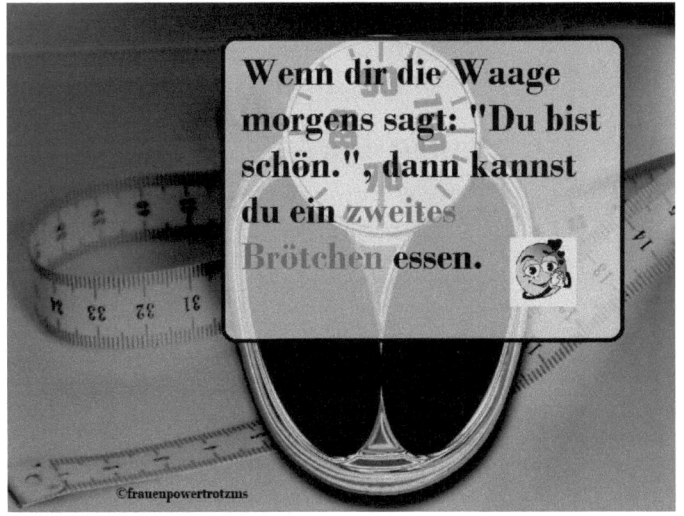

Wenn dir die Waage morgens sagt: "Du bist schön.", dann kannst du ein zweites Brötchen essen.

Eine Umarmung kann die Welt bedeuten!

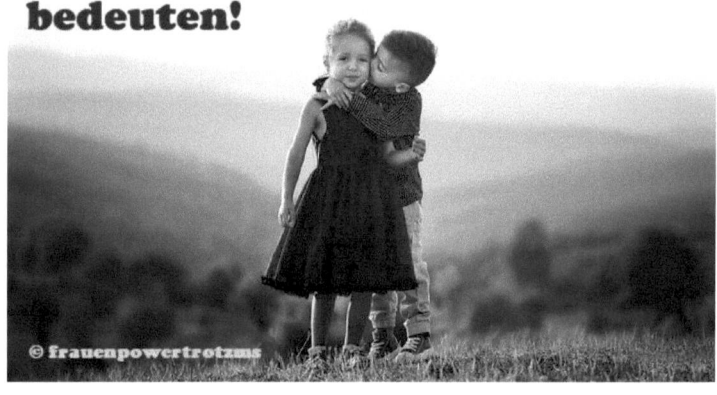

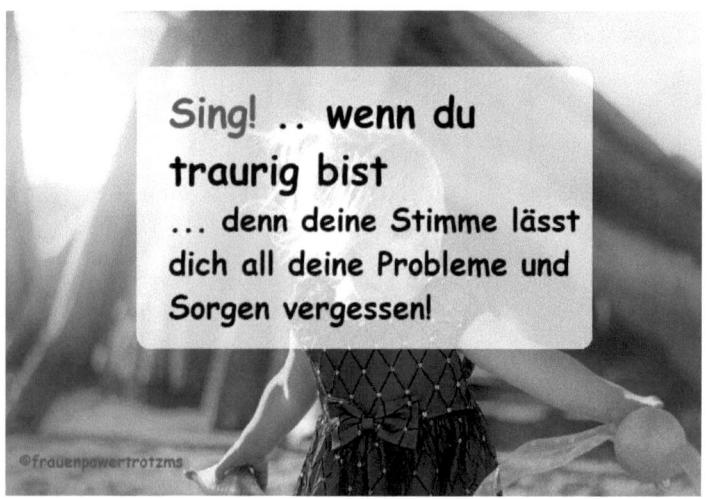

Sing! .. wenn du traurig bist

... denn deine Stimme lässt dich all deine Probleme und Sorgen vergessen!

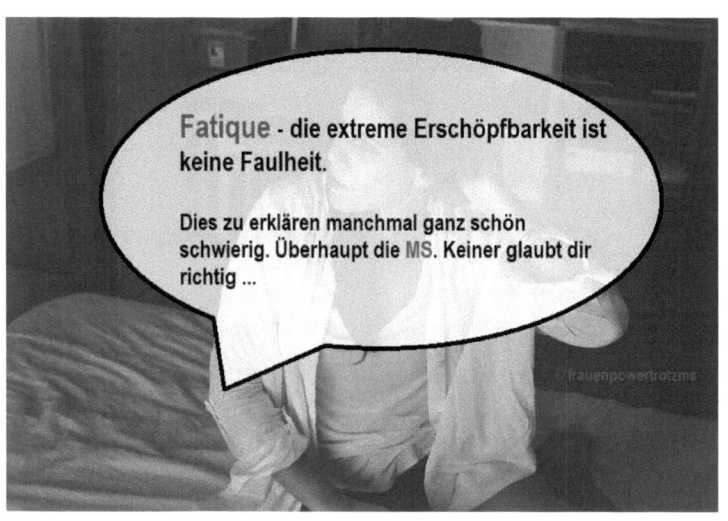

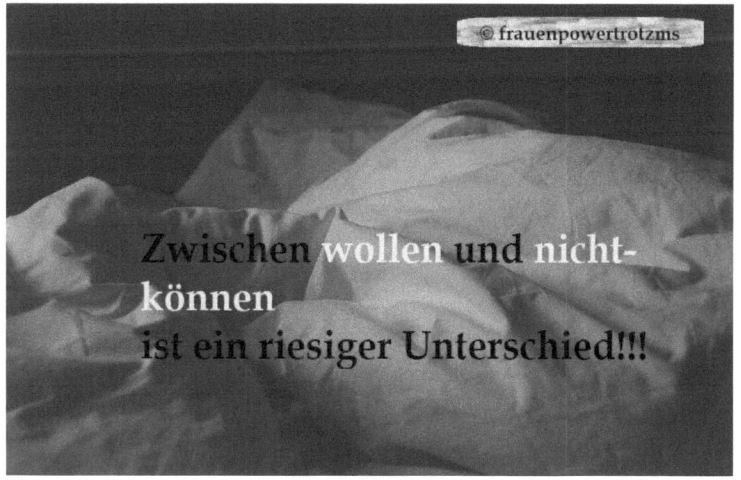

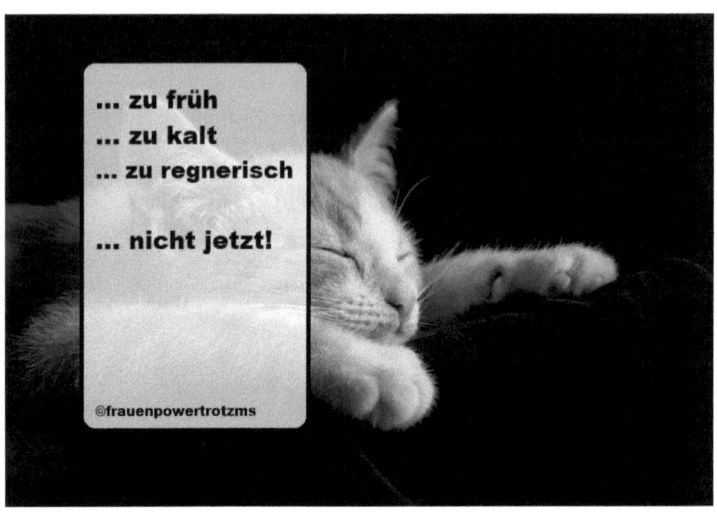

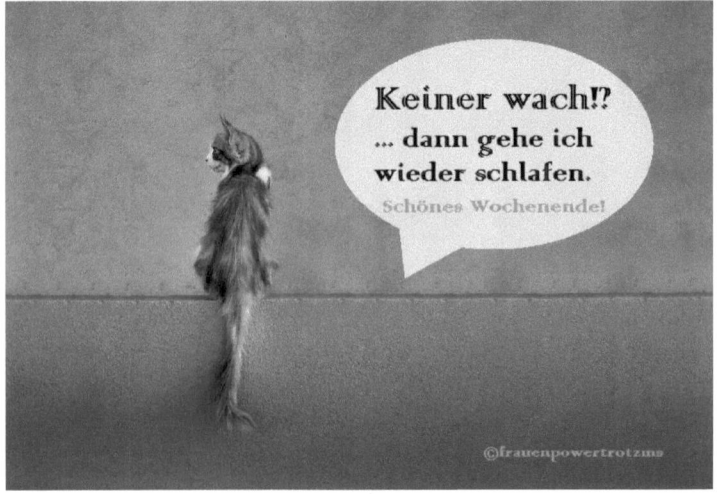

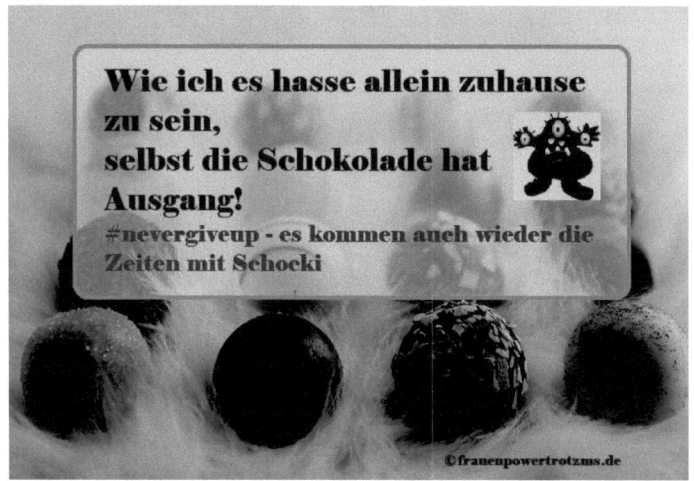

Wie ich es hasse allein zuhause zu sein,
selbst die Schokolade hat Ausgang!

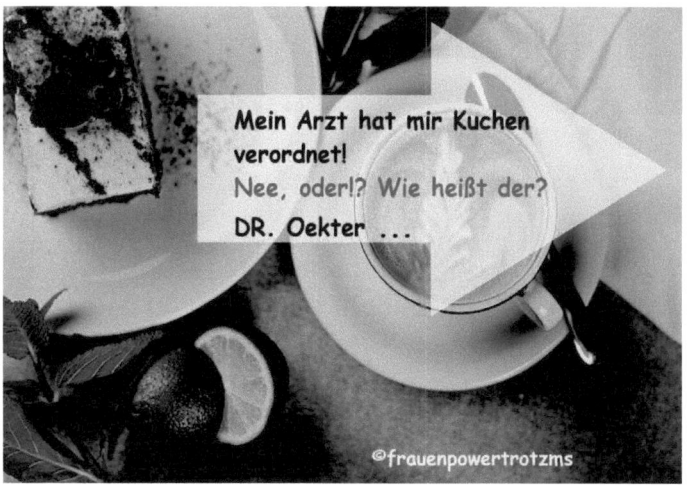

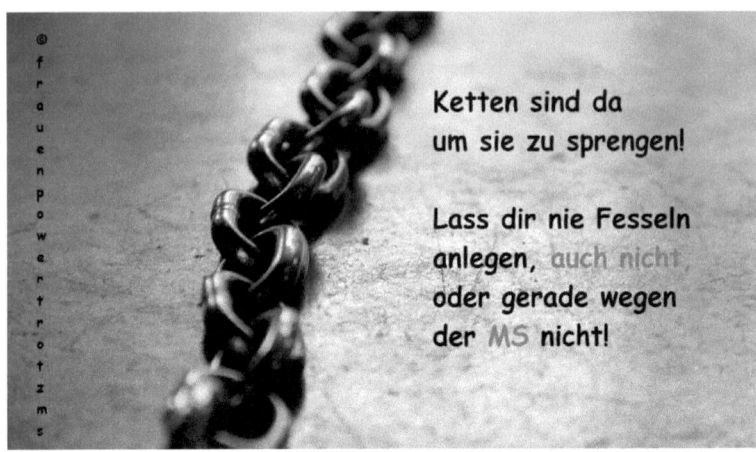

Ketten sind da
um sie zu sprengen!

Lass dir nie Fesseln
anlegen, auch nicht,
oder gerade wegen
der MS nicht!

Ketten sind da sie zu sprengen.
Lass dir nie Fesseln anlegen, auch nicht
oder gerade wegen der MS nicht!

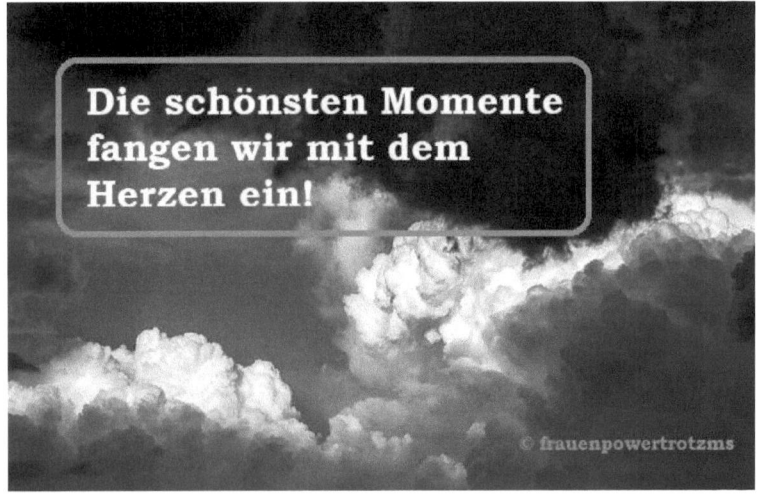

Die schönsten Momente
fangen wir mit dem
Herzen ein!

© frauenpowertrotzms

Wenn der Kaffee morgens schon mit dir spricht, hast du definitiv etwas falsch gemacht.

Fatigue ist so unsichtbar wie die MS und bringt viele jeden Tag an ihre Grenzen!

© frauenpowertrotzms

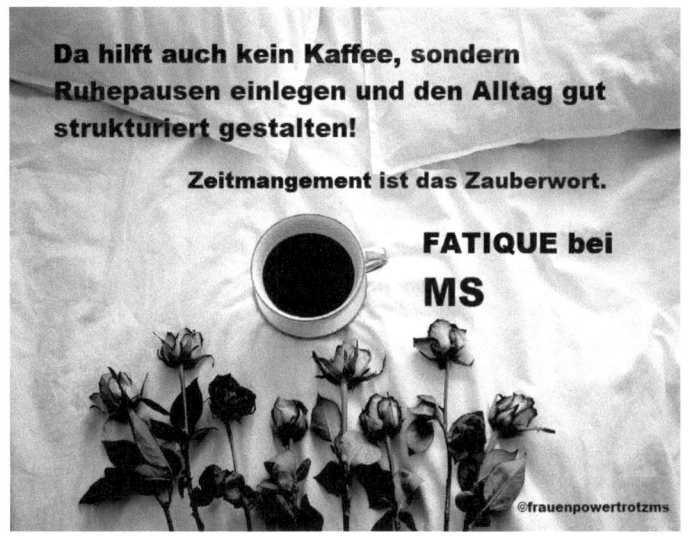

Da hilft auch kein Kaffee, sondern Ruhepausen einlegen und den Alltag gut strukturiert gestalten!

Zeitmangement ist das Zauberwort.

FATIQUE bei MS

@frauenpowertrotzms

Chronisch krank zu sein ...

... bedeutet jeden Tag mit Herausforderungen zu leben.

... bedeutet stark zu sein für sich selbst und andere.

... bedeutet den Tag zu einem guten Tag zu machen.

... bedeutet Schmerzen und Erschöpfung zu ertragen.

... bedeutet mutig zu sein, wenn man gar nicht möchte.

... bedeutet gegen Vorurteile zu kämpfen.

... bedeutet sich selbst treu zu bleiben, wenn man eigentlich aufgeben möchte.

... und dann sagt dir jemand ersthaft: "Du siehst aber nicht krank aus!?"

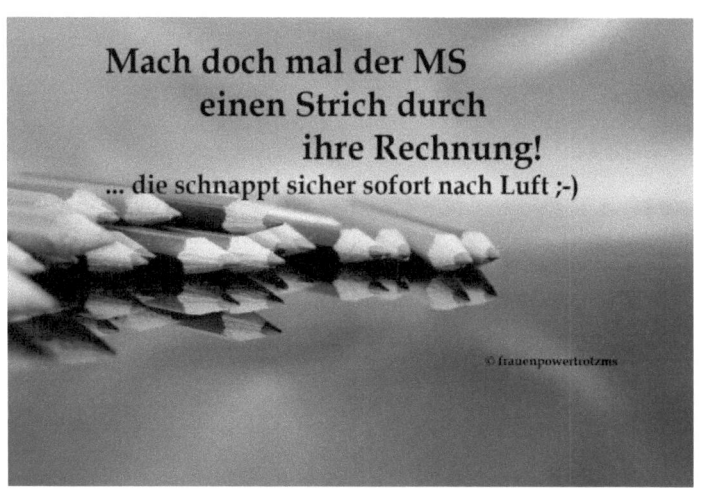

Mach doch mal der MS
einen Strich durch
ihre Rechnung!
... die schnappt sicher sofort nach Luft ;-)

© frauenpowertrotzms

#msverbindet

Menschen mit der selben
Erkrankung zu finden, sich
auszutauschen und gemeinsam
zu lachen - ist wie Therapie,
nur ohne Medikamente!

© frauenpowertrotzms

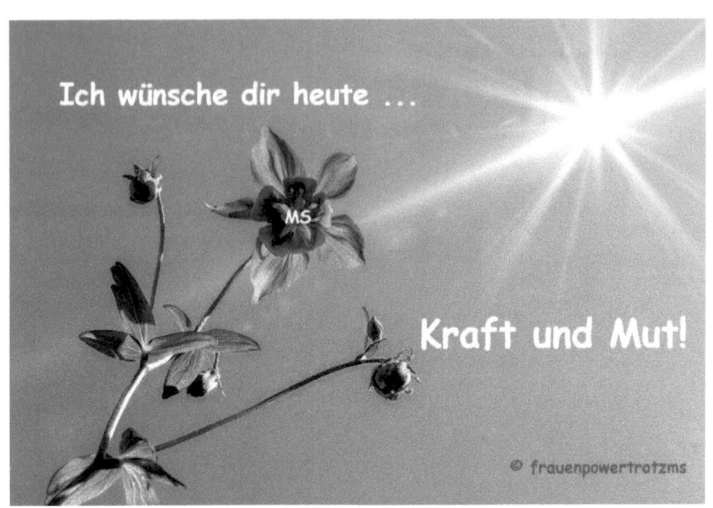

Ich wünsche dir heute ...

Kraft und Mut!

© frauenpowertrotzms

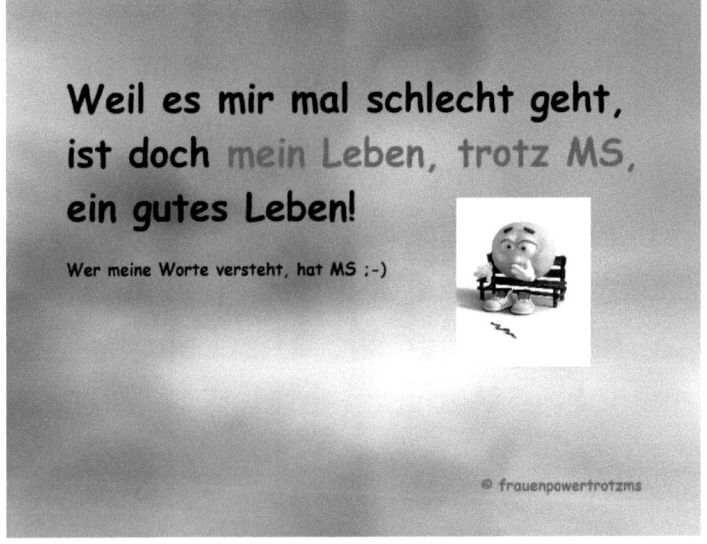

**Weil es mir mal schlecht geht,
ist doch mein Leben, trotz MS,
ein gutes Leben!**

Wer meine Worte versteht, hat MS ;-)

© frauenpowertrotzms

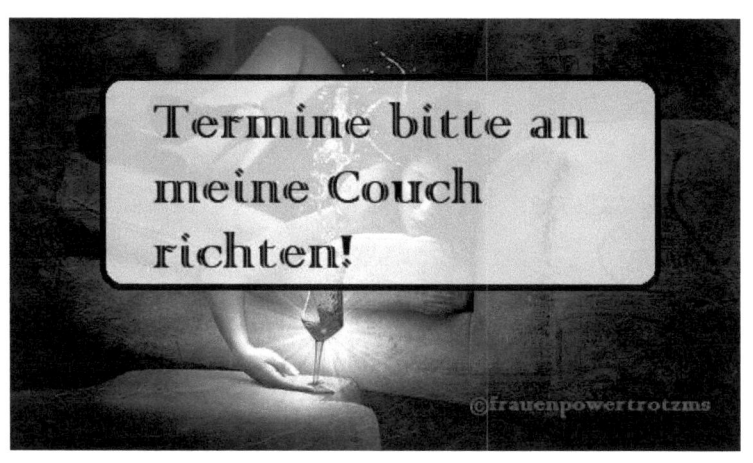

Termine bitte an meine Couch richten!

©frauenpowertrotzms

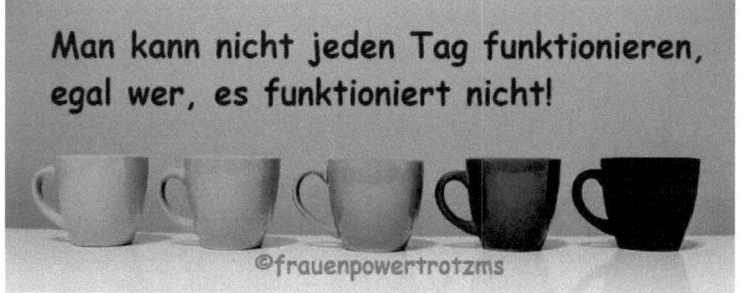

Man kann nicht jeden Tag funktionieren, egal wer, es funktioniert nicht!

©frauenpowertrotzms

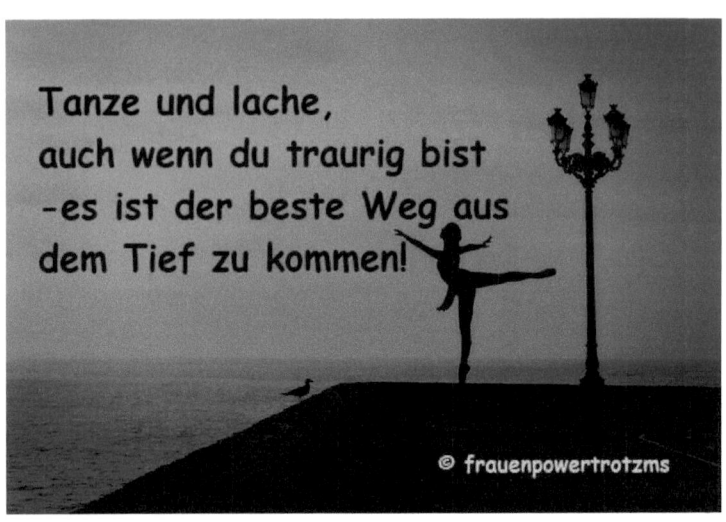

Tanze und lache,
auch wenn du traurig bist
-es ist der beste Weg aus
dem Tief zu kommen!

© frauenpowertrotzms

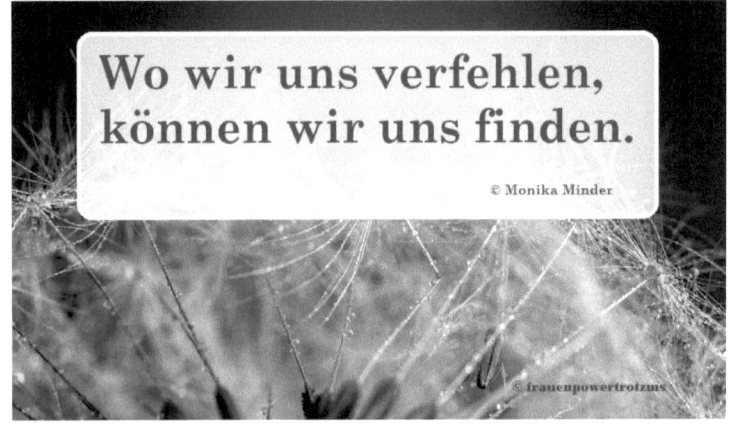

Wo wir uns verfehlen,
können wir uns finden.

© Monika Minder

© frauenpowertrotzms

36

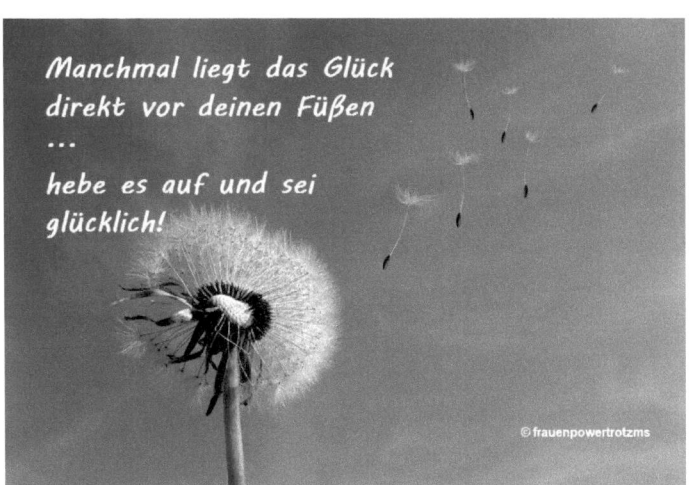

Manchmal liegt das Glück direkt vor deinen Füßen ...

hebe es auf und sei glücklich!

© frauenpowertrotzms

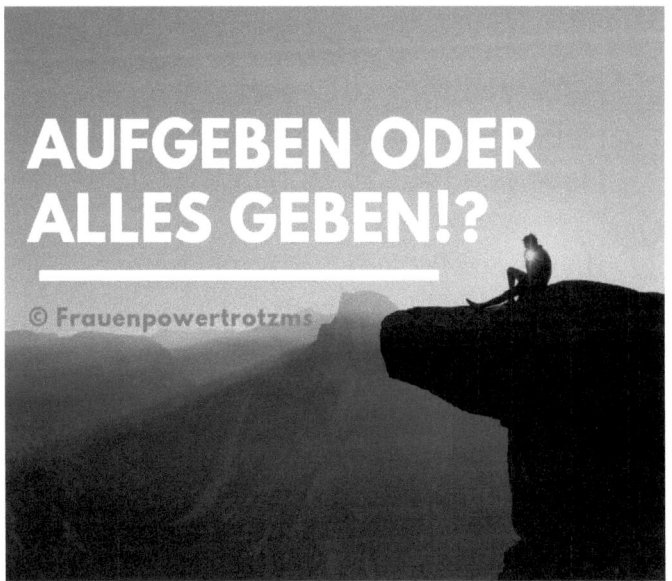

AUFGEBEN ODER ALLES GEBEN!?

© Frauenpowertrotzms

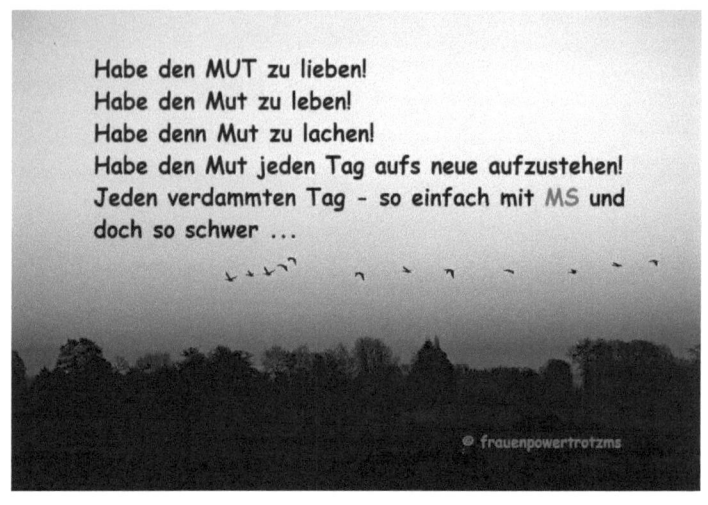

Habe den MUT zu lieben!
Habe den Mut zu leben!
Habe denn Mut zu lachen!
Habe den Mut jeden Tag aufs neue aufzustehen!
Jeden verdammten Tag - so einfach mit MS und
doch so schwer ...

© frauenpowertrotzms

Habe den Mut zu lieben!
Habe den Mut zu leben!
Habe den Mut zu lachen!

Habe den Mut jeden Tag aufs Neue
aufzustehen!
Jeden verdammten Tag – so einfach
mit MS und doch so schwer ...

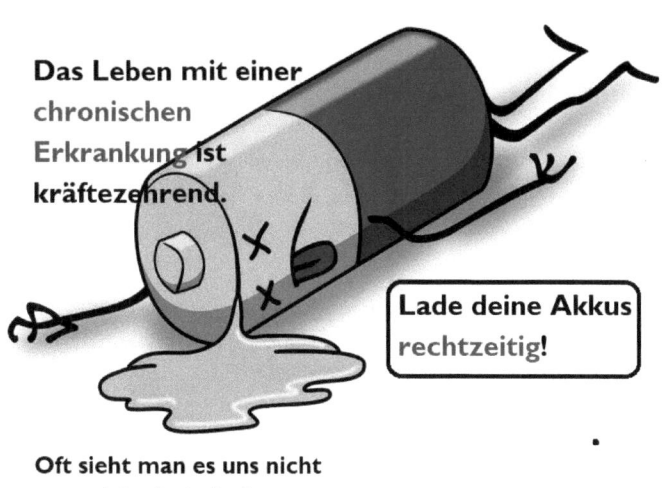

Das Leben mit einer chronischen Erkrankung ist kräftezehrend.

Lade deine Akkus rechtzeitig!

Oft sieht man es uns nicht an und doch sind wir ständig erschöpft.

© frauenpowertrotzms

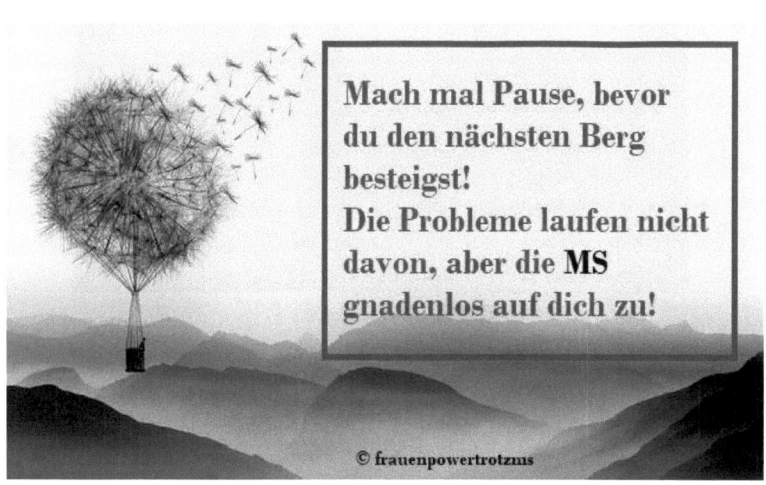

Mach mal Pause, bevor du den nächsten Berg besteigst!
Die Probleme laufen nicht davon, aber die **MS** gnadenlos auf dich zu!

© frauenpowertrotzms

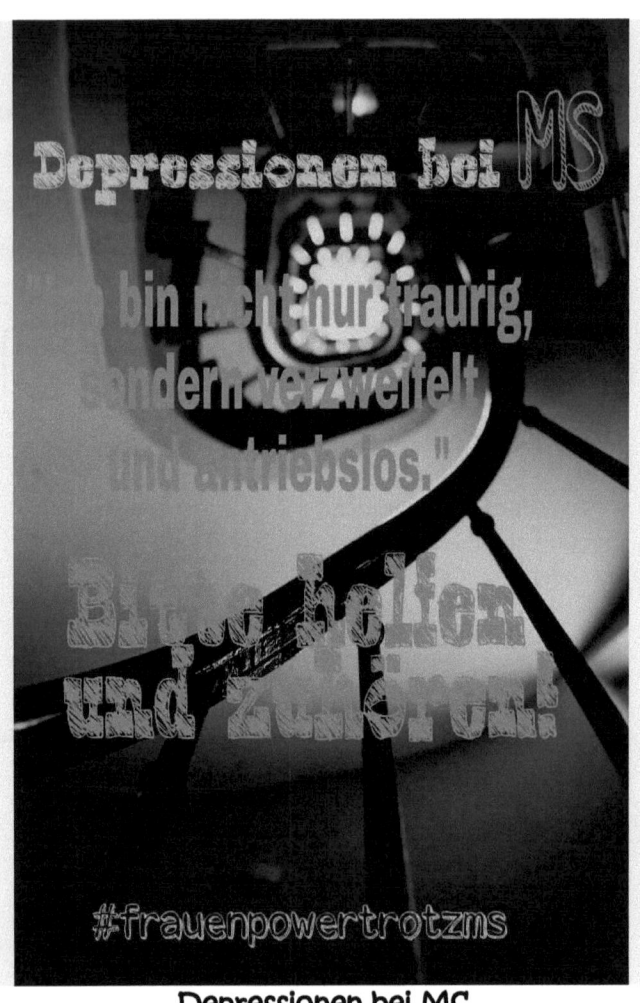

Depressionen bei MS
Ich bin nicht nur traurig,
sondern verzweifelt und antriebslos.
Bitte helfen und zuhören!

Die Wahrheit ist ...

... WENN ICH SAGE, ICH BIN EINSAM UND DU SAGST, DANN GEHE DOCH ARBEITEN ...

... WENN ICH FRÜHER GEHE WEIL ICH MÜDE UND KEINE KRAFT MEHR HABE UND DU SAGST, DANN SCHLAF DICH MORGEN EBEN AUS ....

... WENN ICH WIEDER ETWAS VERGESSE, DANN STRAFST DU MICH AB UND VERABREDEST DICH NICHT MEHR MIT MIR ...

... WENN ICH NICHT RECHTZEITIG DIE TOILETTE ERREICHE UND DU MICH AUSLACHST ...

DENKE ERST BEVOR DU ÜBER MICH URTEILST !!!

© FRAUENPOWERTROTZMS

41

Aufgeben gibt's nicht,
zurück blicken auch nicht,
nach vorne schauen – ja!!!

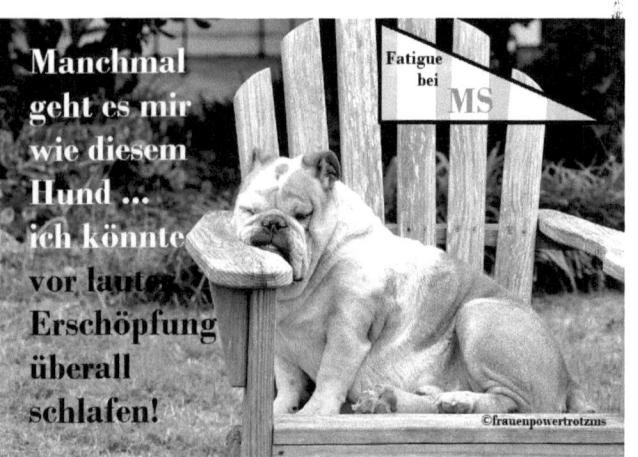

Manchmal geht es mir wie diesem Hund ... ich könnte vor lauter Erschöpfung überall schlafen!

Fatigue bei MS

©frauenpowertrotzms

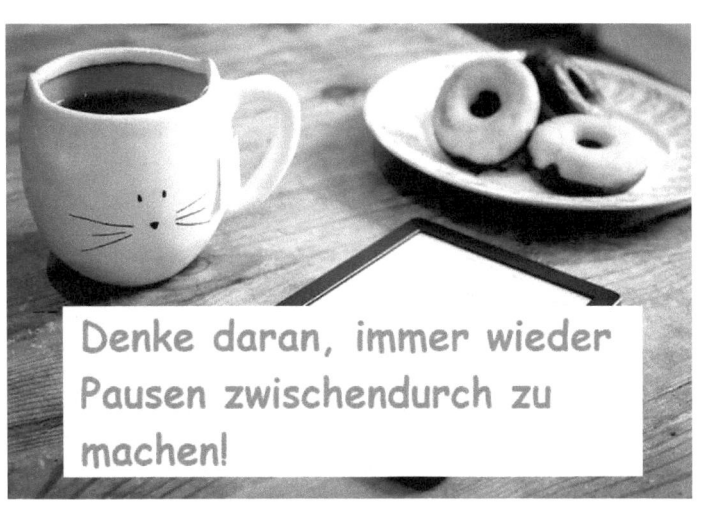

Denke daran, immer wieder Pausen zwischendurch zu machen!

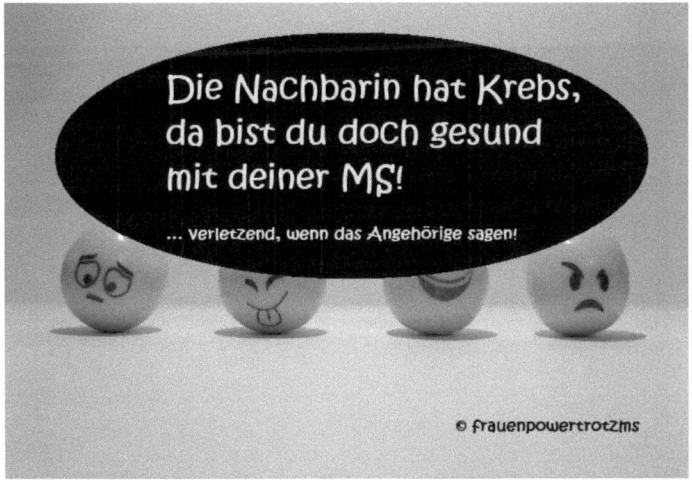

Die Nachbarin hat Krebs, da bist du doch gesund mit deiner MS!

... verletzend, wenn das Angehörige sagen!

© frauenpowertrotzms

... verletzend, wenn das Angehörige sagen!

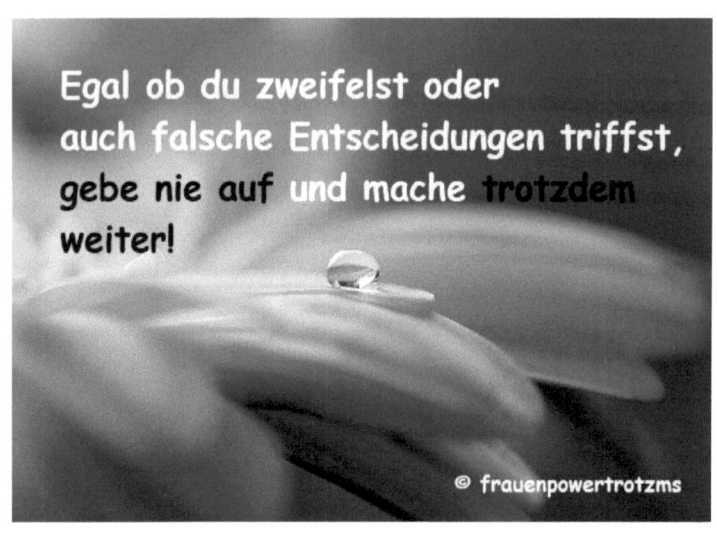

Egal ob du zweifelst oder
auch falsche Entscheidungen triffst,
gebe nie auf und mache trotzdem
weiter!

© frauenpowertrotzms

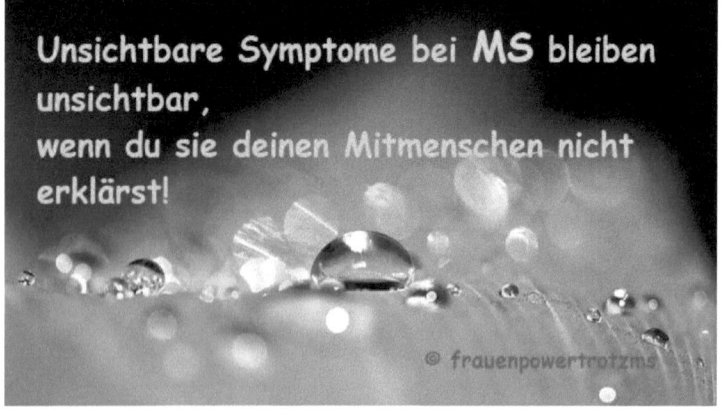

Unsichtbare Symptome bei MS bleiben
unsichtbar,
wenn du sie deinen Mitmenschen nicht
erklärst!

© frauenpowertrotzms

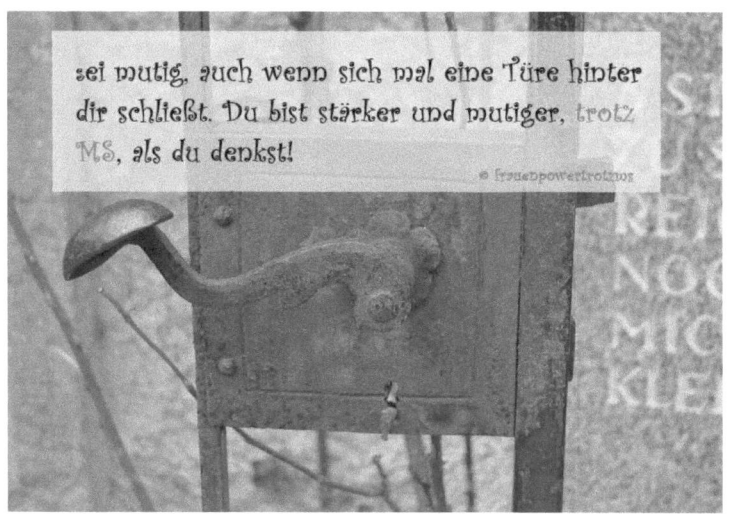

sei mutig, auch wenn sich mal eine Türe hinter dir schließt. Du bist stärker und mutiger, trotz MS, als du denkst!

© frauenpowertrotzms

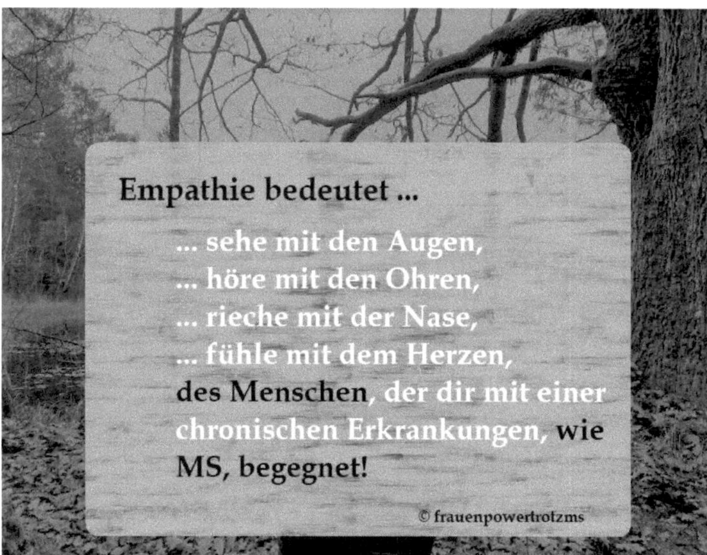

Empathie bedeutet ...

... sehe mit den Augen,
... höre mit den Ohren,
... rieche mit der Nase,
... fühle mit dem Herzen,
des Menschen, der dir mit einer chronischen Erkrankungen, wie MS, begegnet!

© frauenpowertrotzms

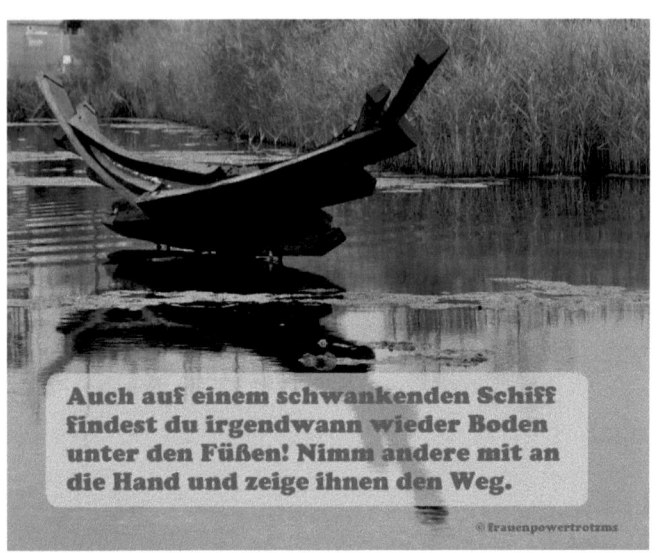

Auch auf einem schwankenden Schiff findest du irgendwann wieder Boden unter den Füßen! Nimm andere mit an die Hand und zeige ihnen den Weg.

© frauenpowertrotzms

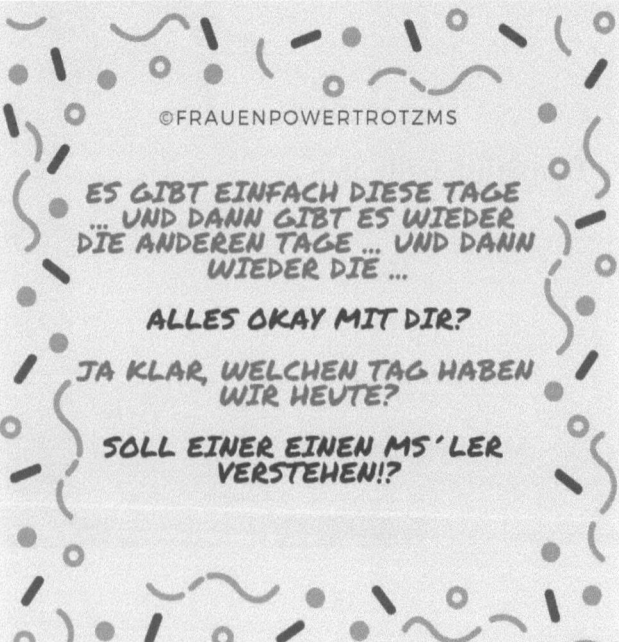

©FRAUENPOWERTROTZMS

ES GIBT EINFACH DIESE TAGE ... UND DANN GIBT ES WIEDER DIE ANDEREN TAGE ... UND DANN WIEDER DIE ...

ALLES OKAY MIT DIR?

JA KLAR, WELCHEN TAG HABEN WIR HEUTE?

SOLL EINER EINEN MS'LER VERSTEHEN!?

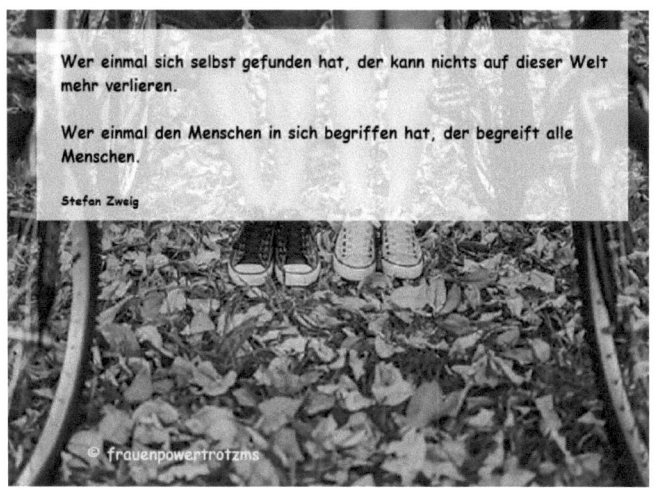

Wer einmal sich selbst gefunden hat, der
kann nichts auf dieser Welt mehr verlieren.

Wer einmal den Menschen in sich begriffen
hat, der begreift die Menschen.

Stefan Zweig

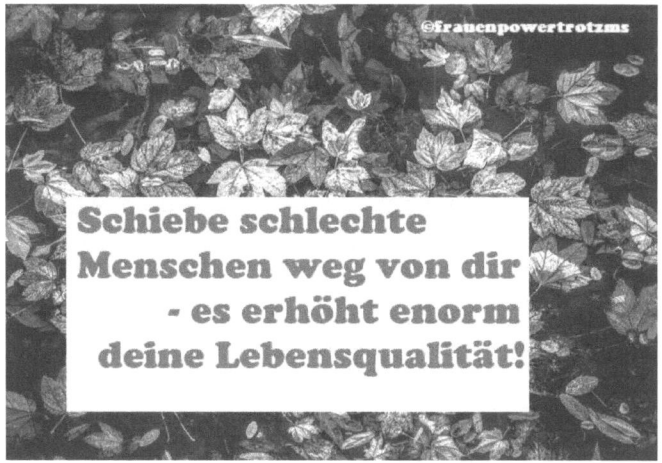

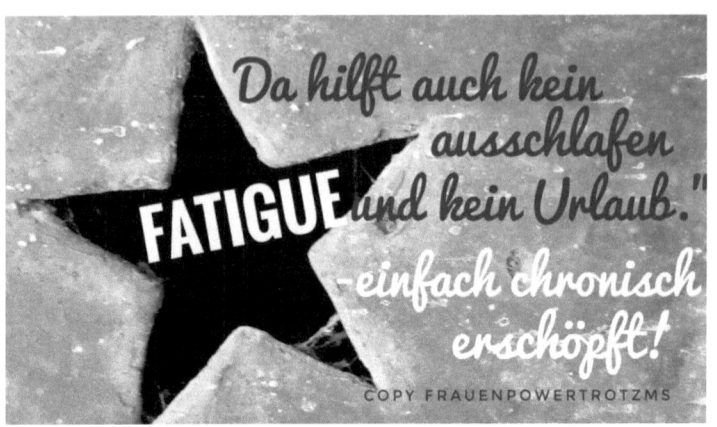

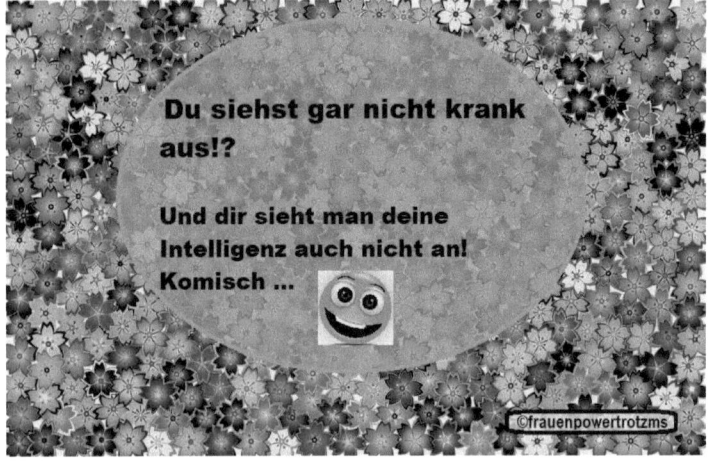

Du siehst gar nicht krank aus!?
Und dir sieht man deine Intelligenz auch nicht an! Komisch 😊

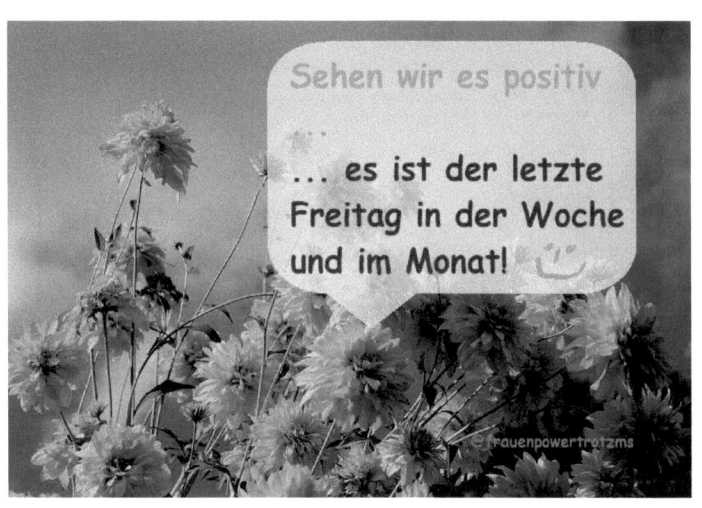

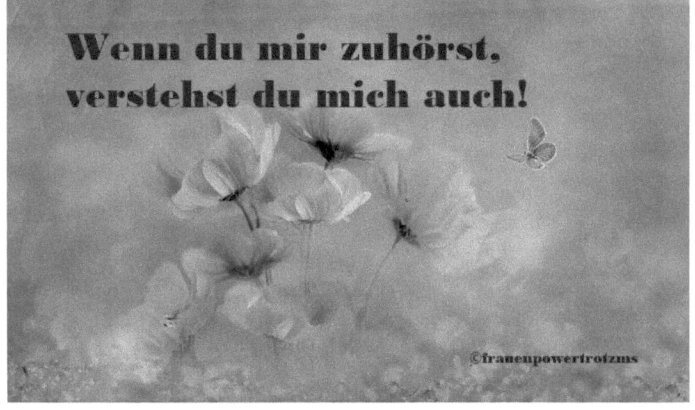

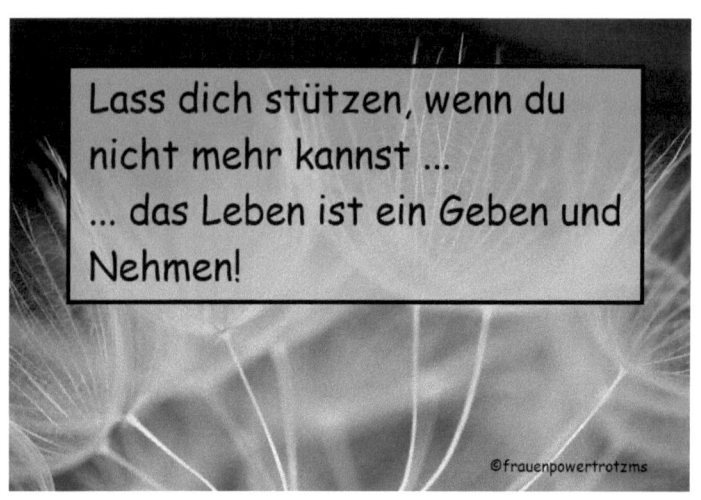

Lass dich stützen, wenn du nicht mehr kannst ...
... das Leben ist ein Geben und Nehmen!

©frauenpowertrotzms

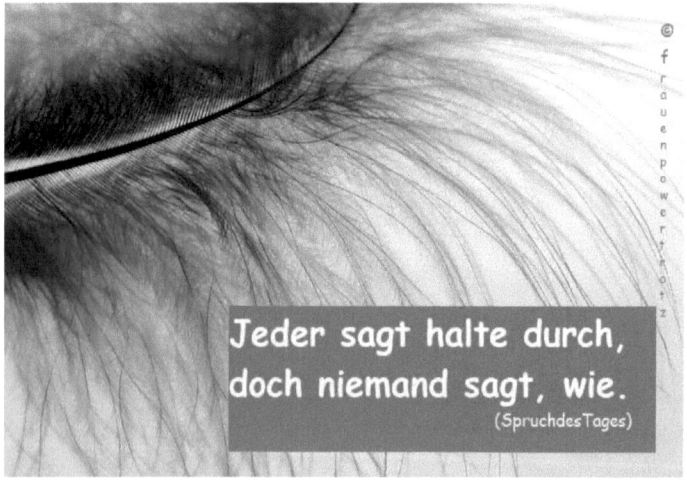

Jeder sagt halte durch, doch niemand sagt, wie.
(SpruchdesTages)

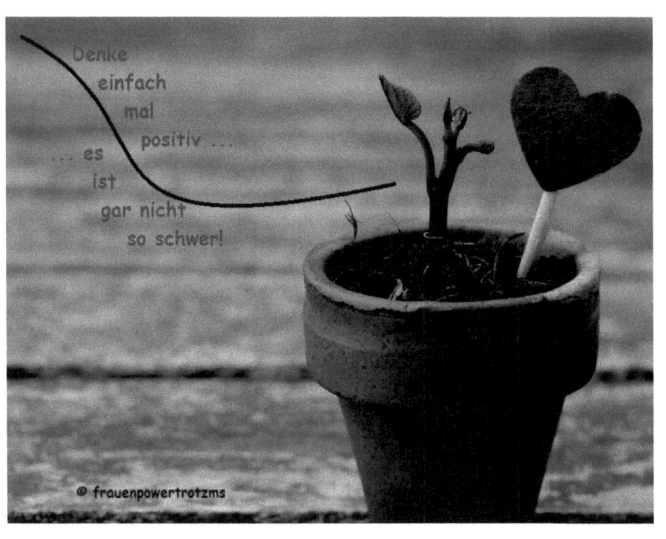

Denke
einfach
mal
positiv ...
... es
ist
gar nicht
so schwer!

© frauenpowertrotzms

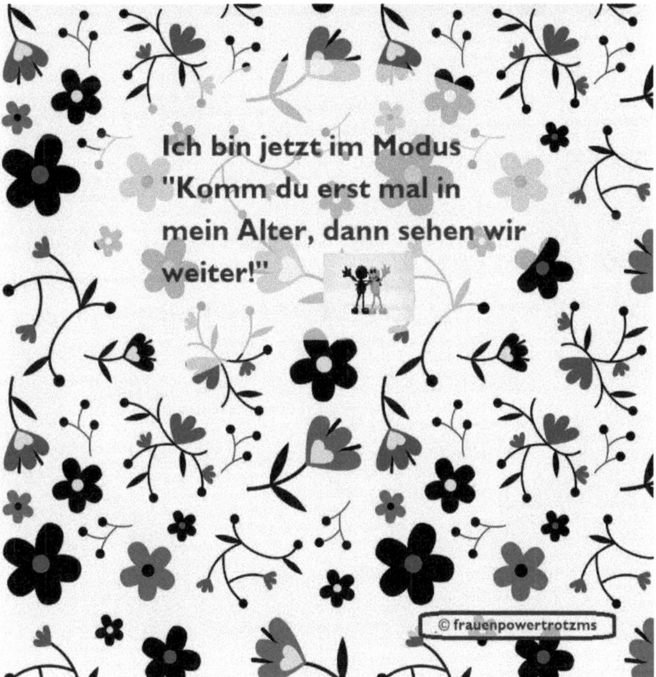

Ich bin jetzt im Modus
"Komm du erst mal in
mein Alter, dann sehen wir
weiter!"

© frauenpowertrotzms

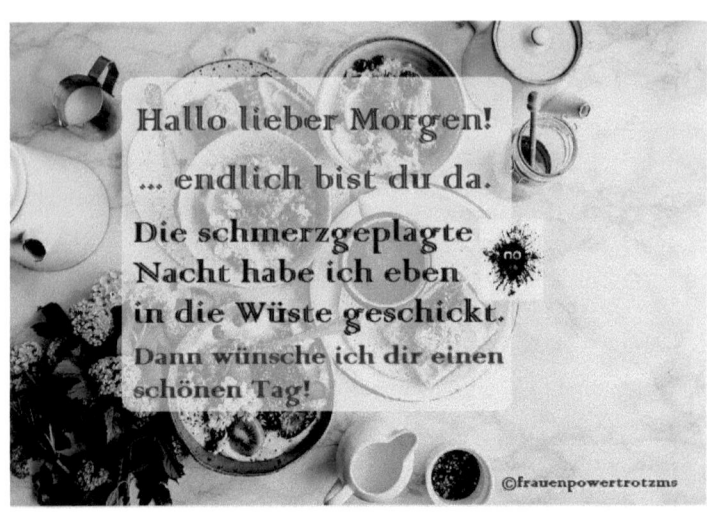

Hallo lieber Morgen!

... endlich bist du da.

Die schmerzgeplagte
Nacht habe ich eben
in die Wüste geschickt.

Dann wünsche ich dir einen
schönen Tag!

©frauenpowertrotzms

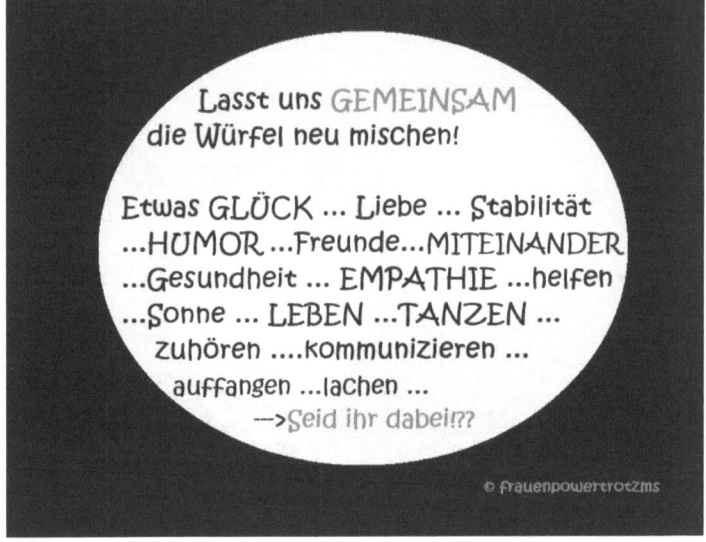

Lasst uns GEMEINSAM
die Würfel neu mischen!

Etwas GLÜCK ... Liebe ... Stabilität
...HUMOR ...Freunde...MITEINANDER
...Gesundheit ... EMPATHIE ...helfen
...Sonne ... LEBEN ...TANZEN ...
zuhören ....kommunizieren ...
auffangen ...lachen ...
--->Seid ihr dabei!??

© frauenpowertrotzms

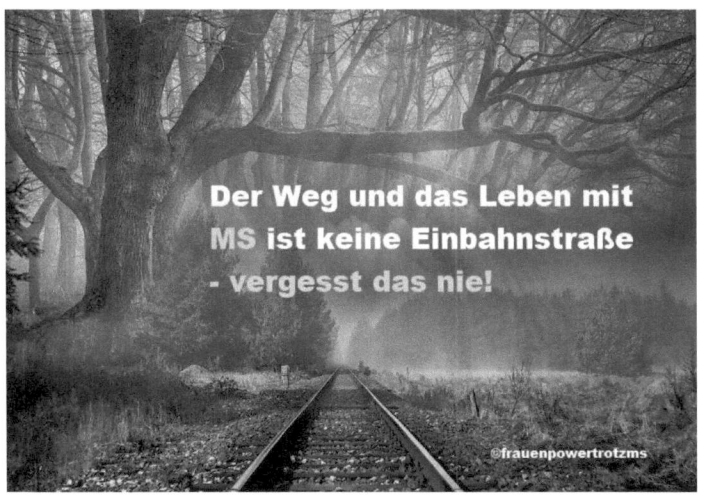

Der Weg und das Leben mit MS ist keine Einbahnstraße - vergesst das nie!

@frauenpowertrotzms

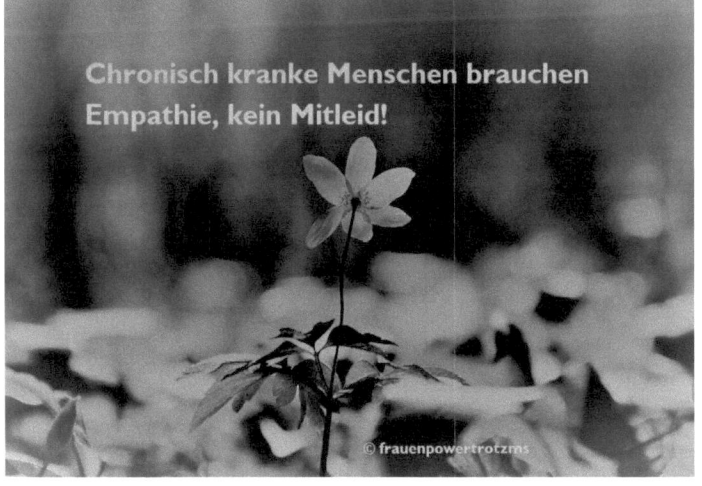

Chronisch kranke Menschen brauchen Empathie, kein Mitleid!

© frauenpowertrotzms

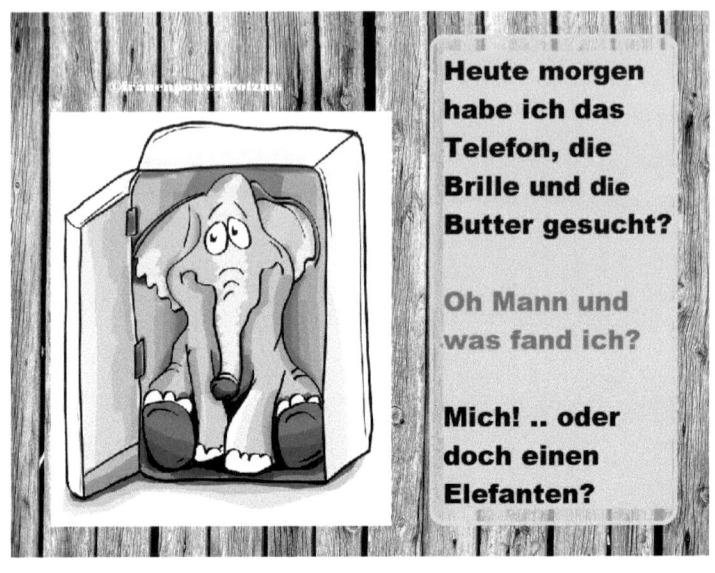

Heute morgen
habe ich das
Telefon, die
Brille und die
Butter gesucht?

Oh Mann und
was fand ich?

Mich! .. oder
doch einen
Elefanten?

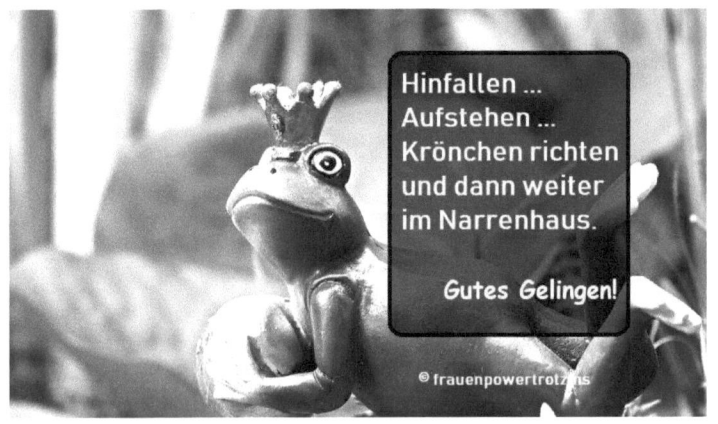

Hinfallen ...
Aufstehen ...
Krönchen richten
und dann weiter
im Narrenhaus.

Gutes Gelingen!

© frauenpowertrotzms

54

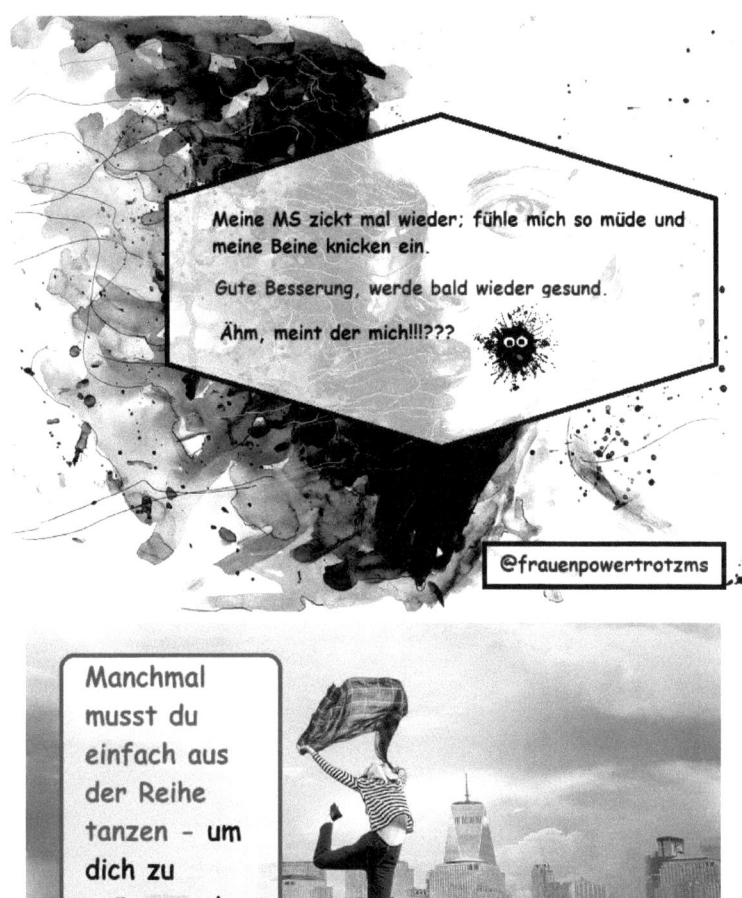

Meine MS zickt mal wieder; fühle mich so müde und meine Beine knicken ein.

Gute Besserung, werde bald wieder gesund.

Ähm, meint der mich!!!???

@frauenpowertrotzms

Manchmal musst du einfach aus der Reihe tanzen - um dich zu spüren und das Leben wahr zu nehmen!

55

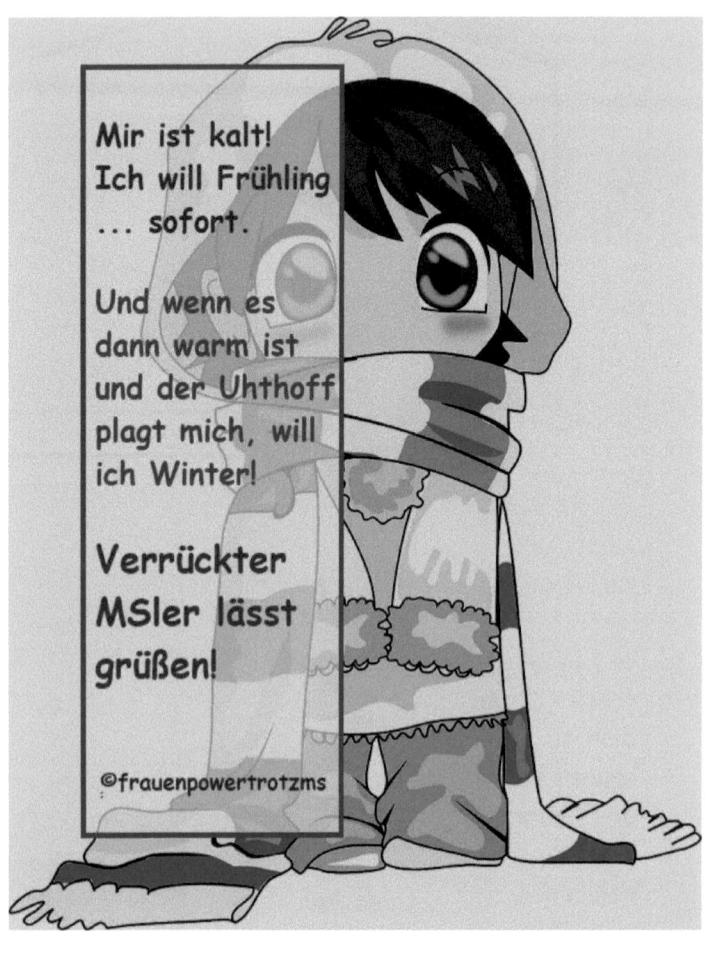

Mir ist kalt!
Ich will Frühling
... sofort.

Und wenn es
dann warm ist
und der Uhthoff
plagt mich, will
ich Winter!

Verrückter
MSler lässt
grüßen!

©frauenpowertrotzms

56

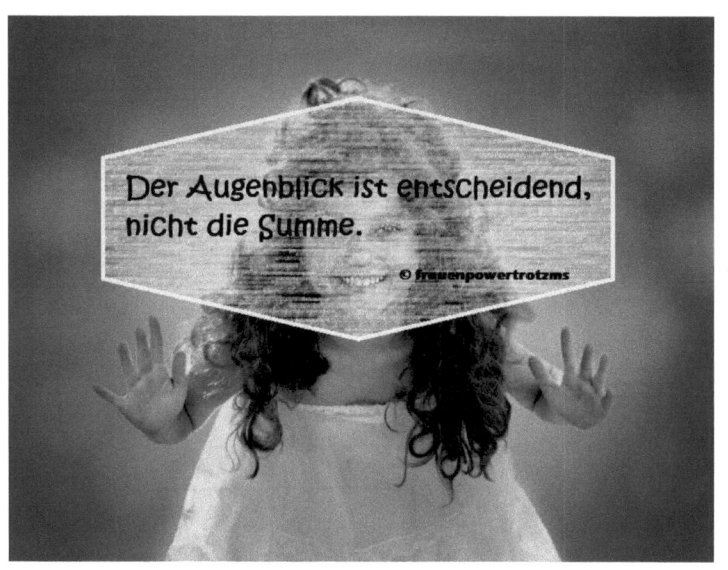

Der Augenblick ist entscheidend, nicht die Summe.

© frauenpowertrotzms

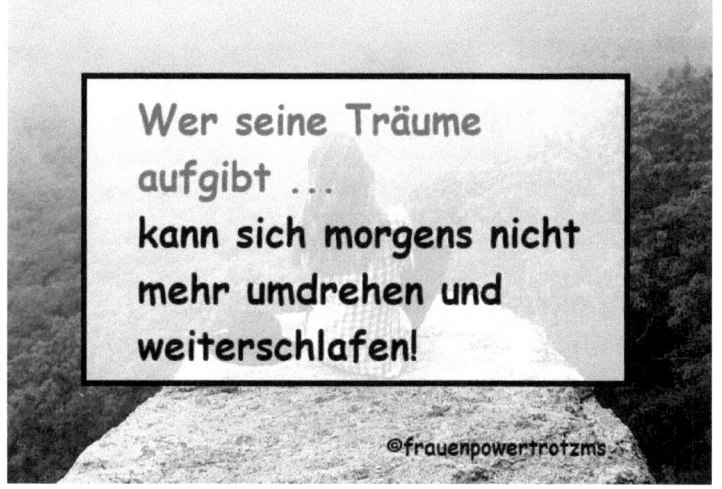

Wer seine Träume aufgibt ...
kann sich morgens nicht mehr umdrehen und weiterschlafen!

@frauenpowertrotzms

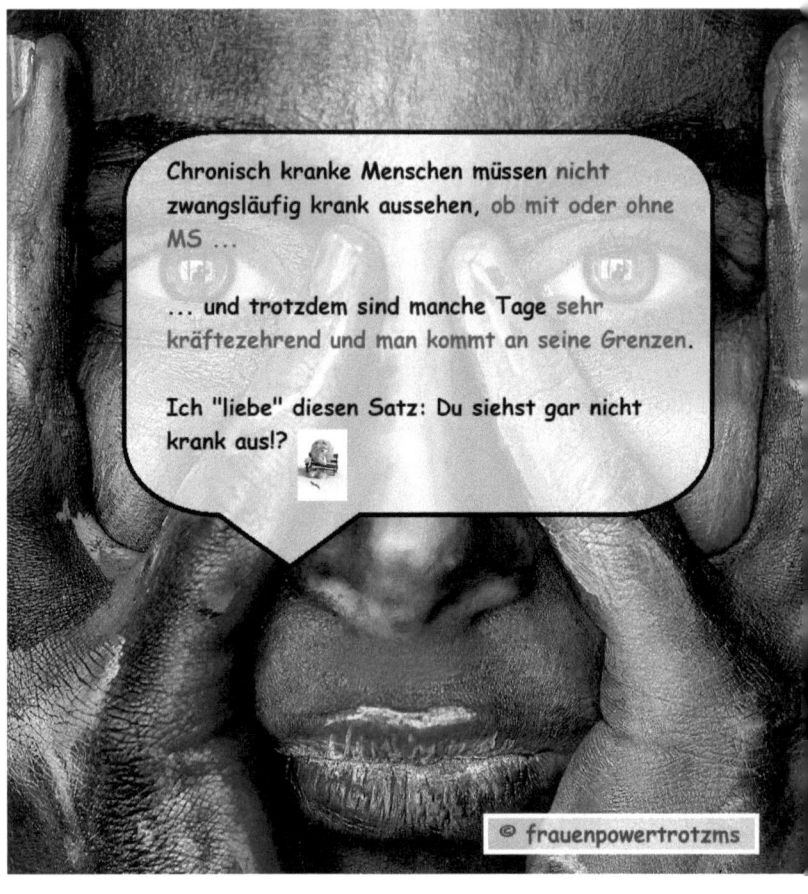

Chronisch kranke Menschen müssen
nicht zwangsläufig krank aussehen, ob
mit oder ohne MS ...
... und trotzdem sind manche Tage sehr
kräftezehrend und man kommt an seine
Grenzen. Ich liebe diesen Satz: Du siehst
gar nicht krank aus!?

Mach dir bewusst, dass du nicht verlierst, sondern nur gewinnen kannst, durch lernen und nach vorne zu blicken!

©frauenpowertrotzms

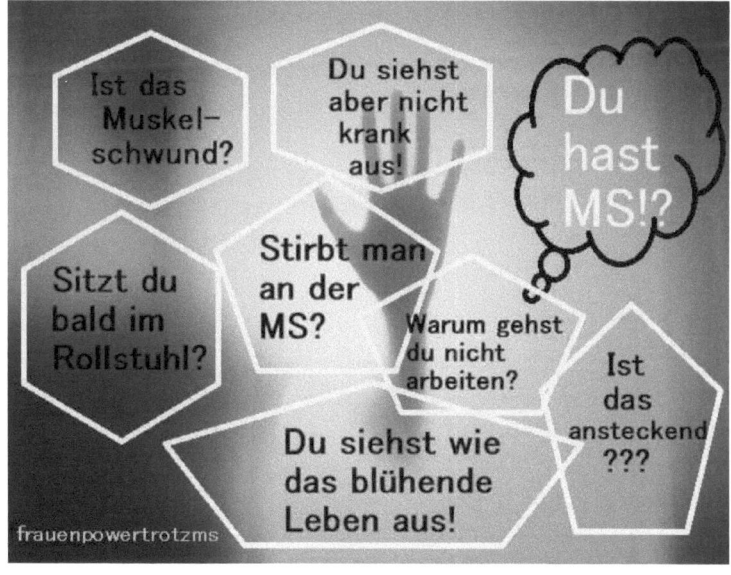

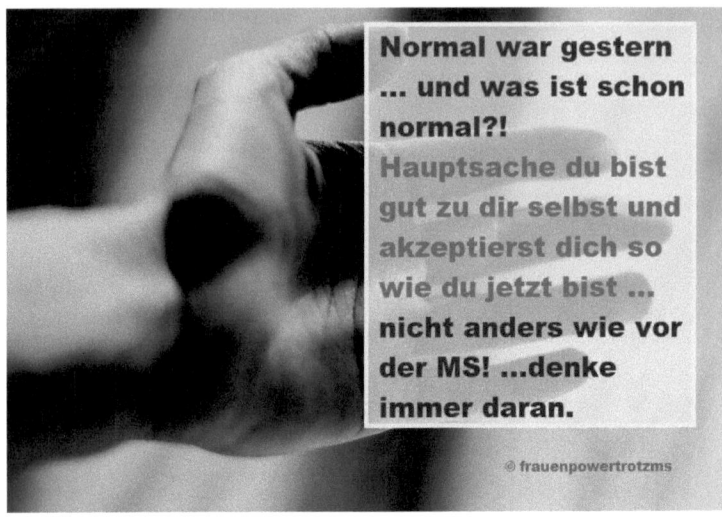

Normal war gestern ... und was ist schon normal?!
Hauptsache du bist gut zu dir selbst und akzeptierst dich so wie du jetzt bist ... nicht anders wie vor der MS! ...denke immer daran.

© frauenpowertrotzms

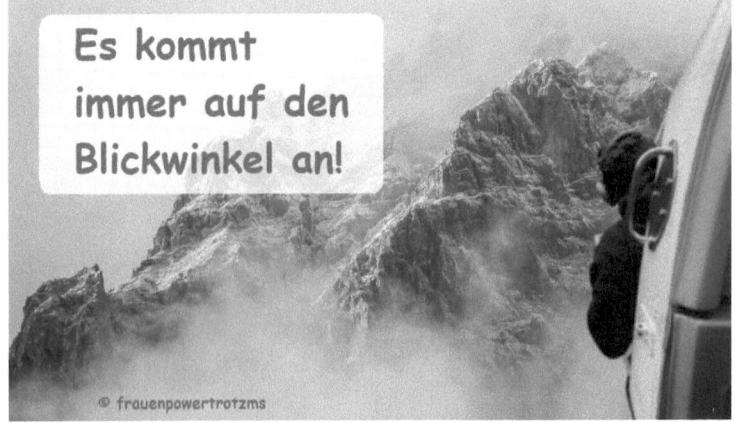

Es kommt immer auf den Blickwinkel an!

© frauenpowertrotzms

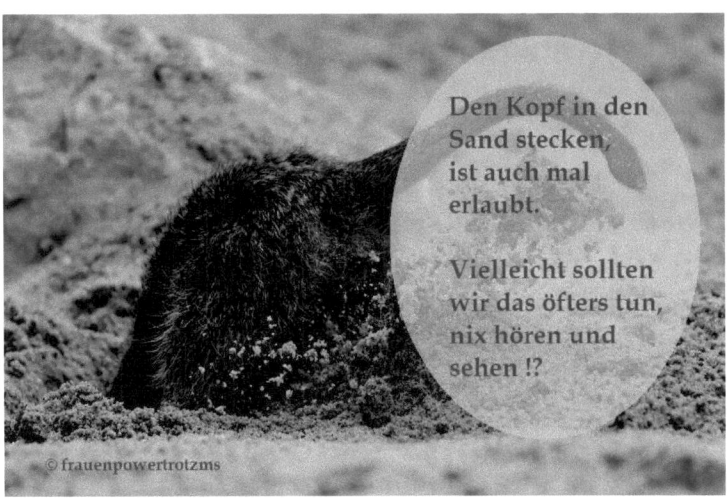

Den Kopf in den Sand stecken, ist auch mal erlaubt.

Vielleicht sollten wir das öfters tun, nix hören und sehen !?

© frauenpowertrotzms

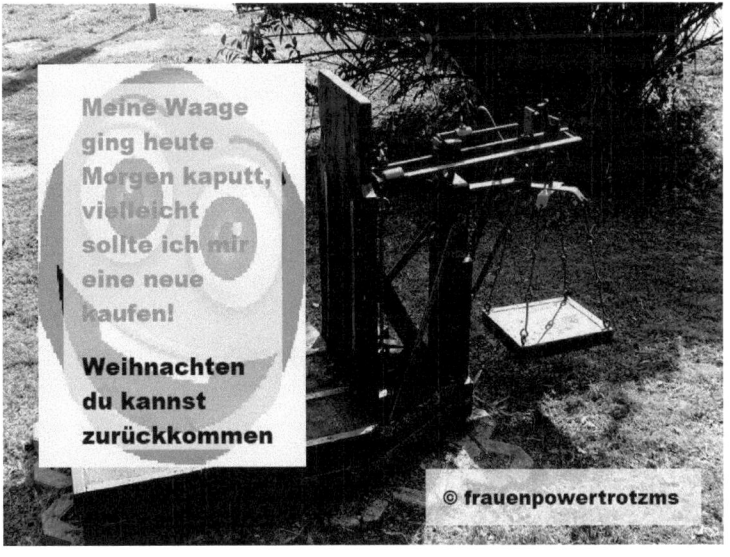

Meine Waage ging heute Morgen kaputt, vielleicht sollte ich mir eine neue kaufen!

Weihnachten du kannst zurückkommen

© frauenpowertrotzms

Krankheitsallüren

Du umklammerst meinen Kopf
stichst mit einem Messer zu
schleuderst meine Gedanken im Kreis
packst mein Genick
greifst nach meiner Seele
und das Gewicht liegt so schwer auf
meinen Schultern
auf meinem Gemüt
... Migräne.

Niemand kann dich retten — nur du
selbst.

Schicksalsschläge

Schicksalsschläge
gehören zum Leben
zu uns Menschen
wollen gelebt werden
brodeln wie ein Vulkan
reißen dich in Stücke
verbrennen deine Seele
brechen deine Flügel
kein Entkommen

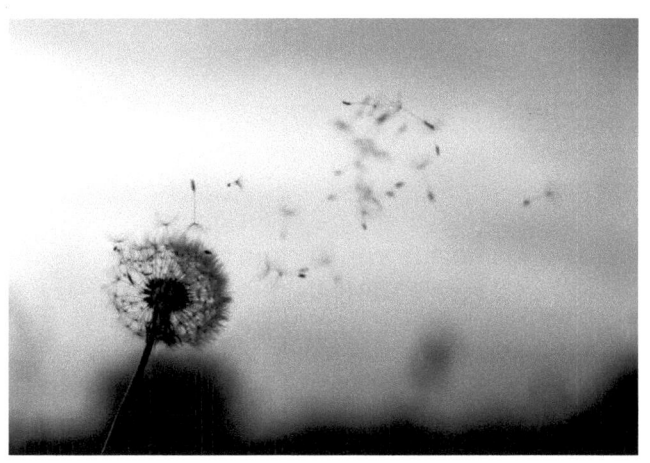

Ich freue mich auf mein neues Leben!

Der Tag beginnt

Warten am Morgen
Nachtsand aus den Augen
die Sonne glitzert
aufwachen und den Tag beginnen
freuen auf deine Worte
Handy summt
deine Nachricht streichelt meine Seele
der Tag kann beginnen.

MS

Morgengrauen
ich hechte von Termin zu Termin
aufgelegt von anderen
mein Körper reagiert
da lacht die MS
ich ziehe mich zurück
ihr könnt mich mal.

Die Sonne lacht
mein Herz hüpft
ich lache vor mich hin
und hüpfe über Stock und Stein.

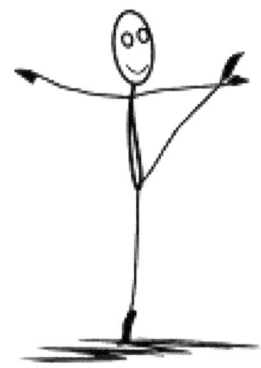

Zeiten

Zeiten sich zu sammeln
Zeiten um abzuwarten
Zeiten der Sehnsucht
Zeiten der Hoffnung
Zeiten der Liebe

Zwischenwelt

Hoffen
Bangen
Lieben
Rückzug
Überlegen
neu herantreten
erneutes Hoffen
erneutes Bangen
erneut Verliebt
doch die Realität sieht anders aus
oder
ich kann sie nicht deuten

Auszeit

Die Zeit ist reif
die Akkus leer
faul sein für bestimmte Zeit
nichts tun
sich pflegen und hegen — die Seele
baumeln lassen
Klinik-Auszeit

Alltag

Er hat mich wieder
greift nach mir
gönnt mir keine Ruh
lässt mich hantieren
und malochen
die Seele schreit
doch es gibt erst mal kein Entrinnen.

Beginn

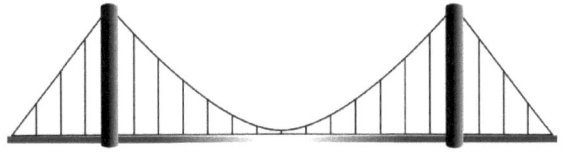

Brücken müssen überwunden werden
ein Abenteuer wartet
in der Bandbreite der Farben.

Streit wegen der MS

Hör auf **dein** Herz
hör auf **deinen** Verstand
beide streiten sich
wer wird siegen?

Wachstum

Hoffnung keimt auf
wie eine kleine Blume,
die sich im Frühling entfaltet.
Hoffnung zu haben,
dass die Blume wächst
und gedeiht,
— wie die Liebe.

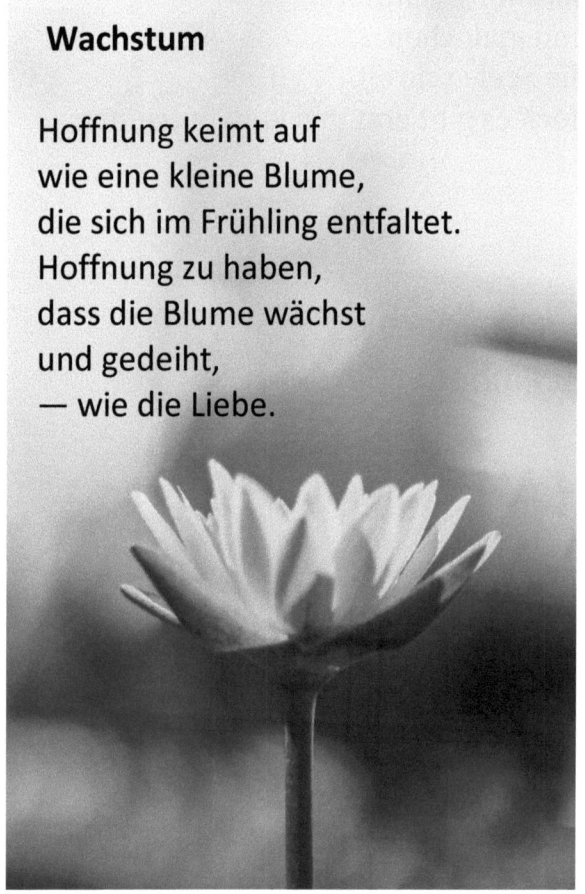

Zeit

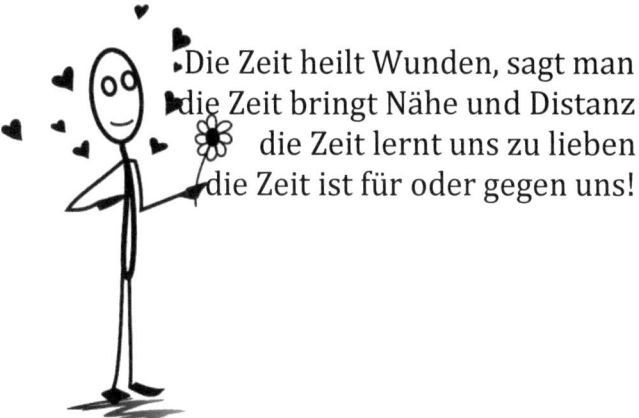

Die Zeit heilt Wunden, sagt man
die Zeit bringt Nähe und Distanz
die Zeit lernt uns zu lieben
die Zeit ist für oder gegen uns!

Blicke

Wage keinen Blick zurück
es tut dir nicht gut.
Blicke nach vorne
es tut dir gut.

Sie

Passiert ihr das
mit grauen Haaren
reich an Erfahrungen
mit Narben auf der Seele
...
es passiert einfach so
schicksalshaft die Begegnung
jung fühlt sie sich
lässt sich fallen
...
und zieht sich zurück
keine weiteren Narben
doch das Leben ist zu kurz.

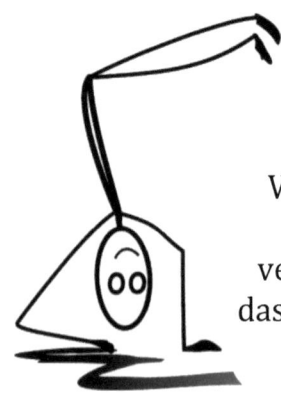

Verletzte Seele

Verletzt wurde seine Seele
sagt mir die Freundin
verletzt wurde meine Seele
das wiederum sagt niemand.

Verrückt

Die Ereignisse überschlagen sich
die Gedanken ebenso
die Gefühle spielen verrückt
das Adrenalin ebenso
das Leben hat begonnen
das Spiel ebenso
der Verstand setzt aus
die Vernunft ebenso
die Schmetterlinge fliegen
die Herzen ebenso
— es ist so verrückt!

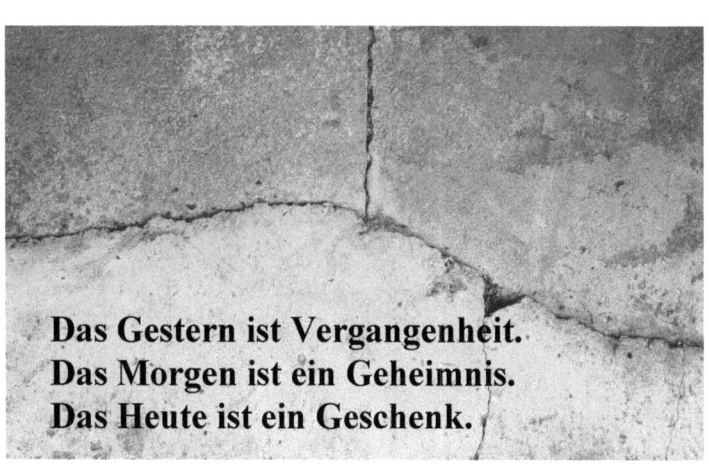

**Das Gestern ist Vergangenheit.
Das Morgen ist ein Geheimnis.
Das Heute ist ein Geschenk.**

Vergangenheiten

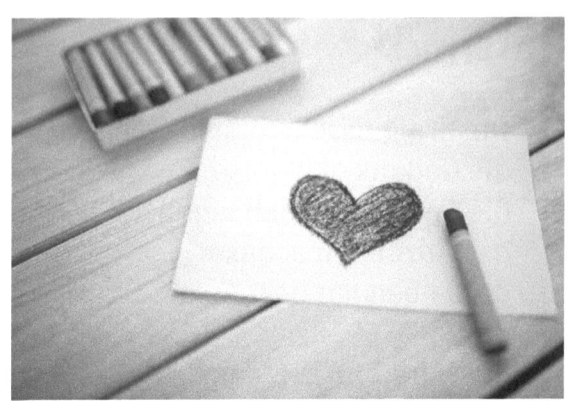

gehören zum Leben
sagt man

du weißt es auch
doch quält es dich
ob die Verarbeitung vollzogen
Vergangenheit vergangen ist

es bleibt ein Restrisiko
du musst vertrauen
doch kannst du das?

lass die Vergangenheit los
sagt man
dann tut es nicht mehr weh

Sie springt und hüpft
in Gedanken
Sie tanzt und dreht sich
in Gedanken
sie hat MS
in Gedanken
für diesen Augenblick

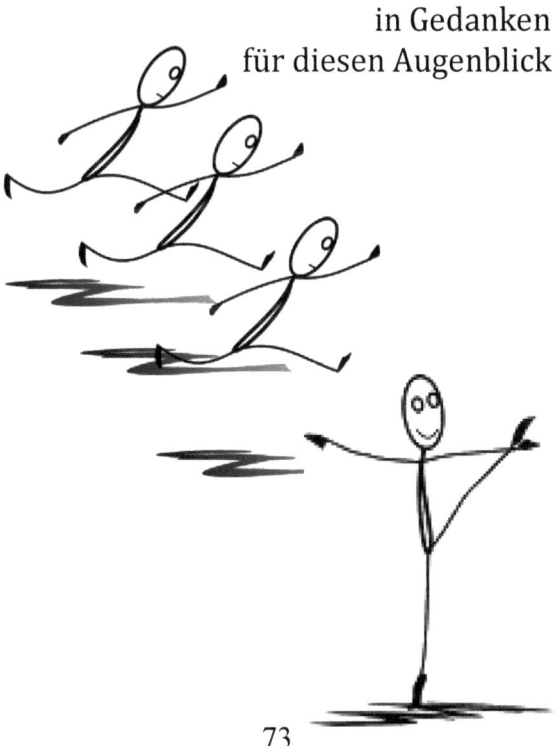

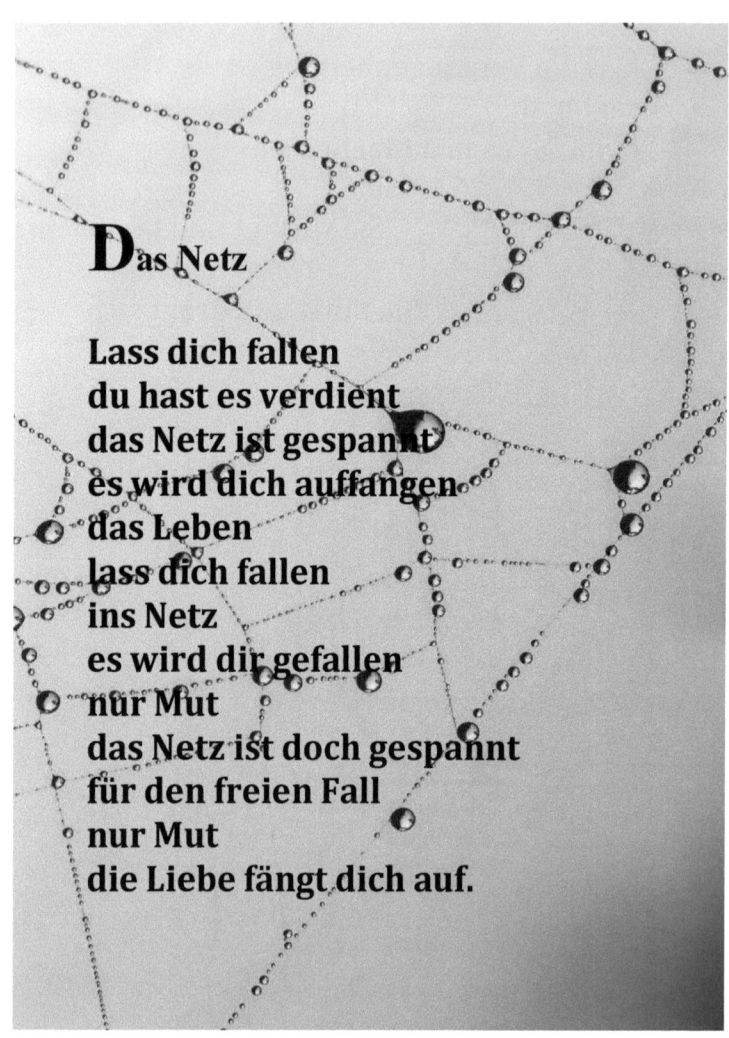

Das Netz

Lass dich fallen
du hast es verdient
das Netz ist gespannt
es wird dich auffangen
das Leben
lass dich fallen
ins Netz
es wird dir gefallen
nur Mut
das Netz ist doch gespannt
für den freien Fall
nur Mut
die Liebe fängt dich auf.

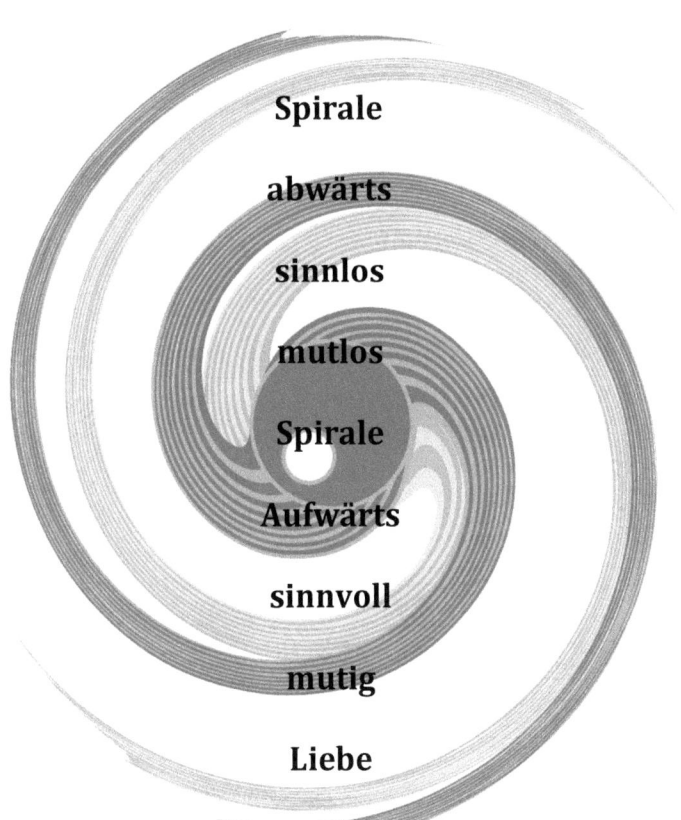

Spirale
abwärts
sinnlos
mutlos
Spirale
Aufwärts
sinnvoll
mutig
Liebe

Die Balance zu finden ... sich schützen ... sich fallen zu lassen ... zu lieben.

Es ist ein Gedankenspiel.
Die Gedanken verändern uns.
Alles ist möglich.
Mut und Aufmunterung.

Einfach Geplänkel und Allüren ... vielleicht.
Ein großes Fragezeichen!

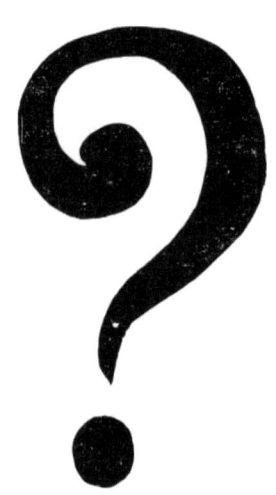

Ein paar letzte Gedanken und ein Dankeschön

All denjenigen Menschen, die mich jederzeit unterstützen, egal bei welchem Buchprojekt, die an mich glauben, die seit Jahren an meiner Seite sind und all meinen Leser und Leserinnen.
An meine Kinder, die beide wie ein Fels in der Brandung sind.

Ich brauche das Schreiben wie die Luft zum Atmen; es hilft mir, zu verarbeiten und meinen Alltag für viele Stunden zu vergessen. Schreiben ist für mich Therapie!

„Zuerst war es Facebook, seit über zwei Jahren wächst die MS-Community auf Instagram. Dadurch lernte ich viele Menschen kennen, persönlich bei einer Tasse Kaffee, bei einem guten Essen oder auf einem Event. Ich bin sehr dankbar, dieses Leben trotz MS zu führen.
Ich bin reich an Erfahrungen, reich an unzähligen Gesprächen mit Betroffenen. Aus deren Begegnungen entstanden einige sehr wertvolle Freundschaften.

Die MS hat auch gute Zeiten – auch wenn wir das nicht immer sehen wollen und können. Es ist menschlich.

Es gehört viel Akzeptanz, Mut und Durchhaltevermögen dazu, um eine chronische unheilbare Erkrankung auszuhalten. Deswegen lass dir Zeit, nimm dir so viel Zeit wie du brauchst. Ich höre dir zu."

Deine Caro

Über die Autorin

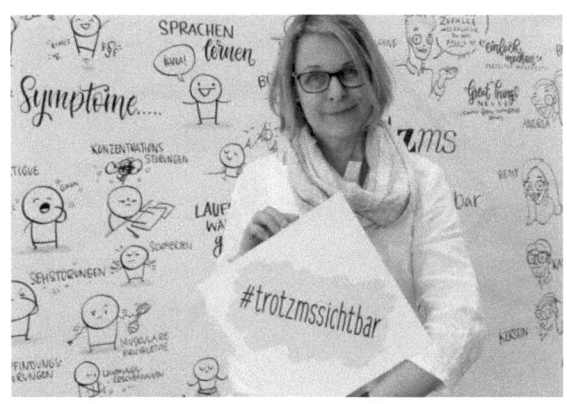

Caroline Régnard-Mayer, geboren im Mai 1965, ist von Beruf MTLA. Berentet seit 2005 durch ihre Erkrankung Multiple Sklerose. Sie hat zwei Kinder und lebt in Landau in der Pfalz.

Die Autorin schreibt Ratgeber für andere Betroffene zur Ermutigung und Information, ebenso zur eigenen Krankheitsbewältigung. Bekannt in Fachkreisen wurde sie mit ihrem ersten Buch „Frauenpower trotz MS ... aus dem Leben gegriffen!". Das wichtigste Buch für die Autorin ist ihr Ratgeber "Wir haben MS und keiner sieht es!", erschienen 2015. Mittlerweile in 4. Auflage. Es beschreibt die unsichtbaren Symptome bei Multiple Sklerose und leistet einen wichtigen Beitrag zur Stärkung und Information der Betroffenen und ihren Angehörigen.

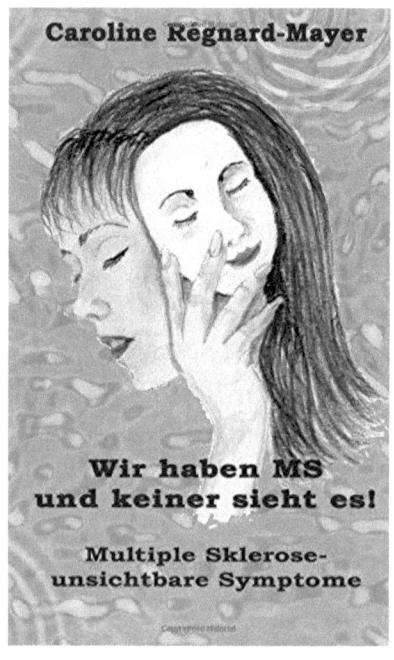

Im Oktober 2017 erschien der ergänzende Ratgeber "Das Gesicht hinter der Diagnose Multiple Sklerose"... Der Tag endet nach einem Arztbesuch mit der Diagnose Multiple Sklerose (MS); das ist ein Schock für jedermann. Das Leben steht für einen Moment still. Caroline Régnard-Mayer, spricht über ihre Erfahrungen und gibt offen und ehrlich Antworten auf oft gestellte Fragen.

Die Autorin ist bekannt durch die Veröffentlichung zahlreicher MS-Bücher und ihren Blog frauenpowertrotzms.de rund um die Krankheit Multiple Sklerose.

Aufgrund ihrer jahrelangen Gruppenleiterfunktion einer Selbsthilfegruppe und den intensiven Austausch mit MS-Betroffenen, weiß sie von der anfänglichen Unsicherheit nach der Diagnose und der daraus resultierenden Hilflosigkeit, die diese Erkrankung auslösen kann. Sie ist stimmberechtigtes Mitglied im Kommunalen Beirat für Menschen mit Behinderung der Stadt Landau.

Die meisten Betroffenen und Follower kennen die Autorin unter dem Namen „Caro". Sie versucht Mut zu machen und auf ihrem Blog schreibt sie selbst: Hier kannst du dich mit mir austauschen, weinen, lachen und trösten lassen. GEMEINSAM sind wir stark – trotz MS! Caro gibt erste Hilfestellung und

Unterstützung auf dem "neuen" Weg mit der chronischen Erkrankung MS.

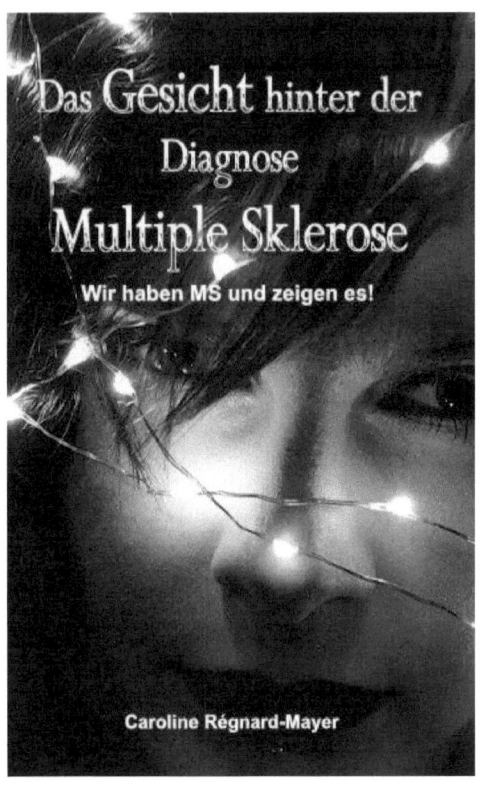

Sie können Kontakt mit der Autorin aufnehmen über ihren BLOG:

www.frauenpowertrotzms.de

Im November startete sie mit ihrer Freundin Caroline Mehr, Caro, ein neues Projekt.
Auf diesem Blog bekommen chronisch erkrankte Menschen ein Gesicht. Nicht nur MS-Betroffene. Nach dem Motto: Erzähle uns deine Geschichte – jetzt bist du dran!
www.meine-unsichtbare-behinderung.de

Nehmen Sie mit den Bloggerinnen Caro & Caro über die Webseite Kontakt auf. Sie bekommen umgehend eine Antwort.

Caroline Régnard-Mayer schrieb ihren ersten belletristischen Roman im Sommer 2016 unter dem Pseudonym Rachel Parker. Hier konnte sie ihre Fantasie und ihre Geschichten, die sie seit vielen Jahren im Kopf hatte, endlich zu Papier bringen. Außerdem möchte sich die Autorin von der bereits zahlreich, veröffentlichten Literatur über die Erkrankung Multiple Sklerose (MS) abgrenzen.

Der Debütroman bedeutete ihr Herzblut und beweist, dass sie auch moderne und

unkonventionelle Love Storys mit span-
nenden Charakteren – mal humorvoll,
mal dramatisch, aber immer mit Herz,
schreiben kann. Im Juli 2017 erschien ihr
Roman "Im Meer des Glücks".

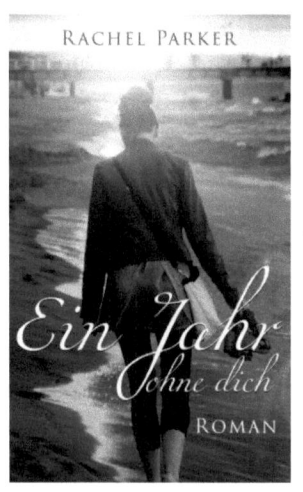 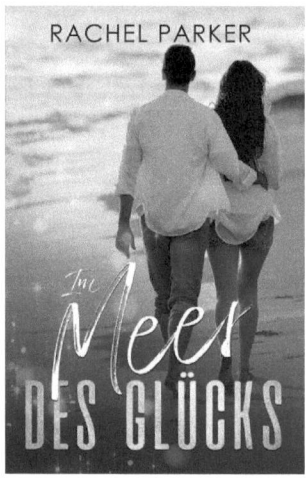

MS - Gedankenspiele (Band 1)
"Schwächen und Stärken"
ISBN: 978-3738609028 - Verlag BOD

MS -Gedankenspiele 2 (Band 2)
"Sturmwarnung mal wieder verpasst
ISBN: 978-3741242847 - Verlag BOD

Lichterglanz im Advent (Band 3)
Gedankenspiele 3 - Sonderedition
ISBN: 978-3741281648 - Verlag BOD

MS -Gedankenspiele 4 (Band 4)
"Sturmwarnung mal wieder verpasst
ISBN: 978-3746047355 - Verlag BOD

Alle 4 Bände sind als Taschenbuch und E-Book überall im Buchhandel und Online-Shops erhältlich!

MS - Gedankenspiele 1 und 2
(Sammelband)
Gedichte für die Seele
ISBN: 978-745013542 - Verlag epubli
Nur als Taschenbuch überall erhältlich!

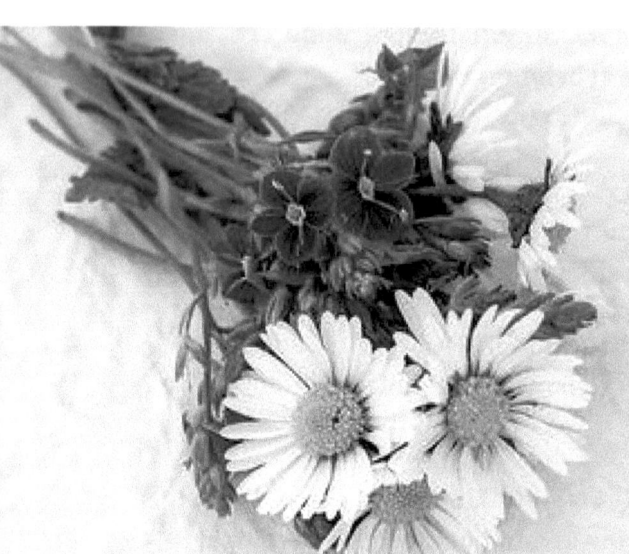

Hat Ihnen mein Buch und meine Gedankenspiele gefallen, dann würde ich mich sehr über eine Rezension auf Amazon oder sonstigen Online-Shops freuen!

Ihre
Caroline Régnard-Mayer